話すことあり、聞くことあり

研修医当直御法度 外伝

福井大学名誉教授
寺澤 秀一

Community Based Rehabilitation CBR

まえがき

本のタイトルは、好きな歌舞伎の台詞からとった。それはこんな場面で語られる。時代は遠く平安の昔。菅原道真に仕える梅王丸と、皇弟に仕える桜丸の兄弟は政争に巻き込まれて離れ離れになっていた。久しぶりに偶然出会った彼らはお互いに近況を伝えたい。そこで言葉を交わすのだ。

桜丸「話すことあり」

梅王丸「聞くことあり」

どうです、いいでしょう。え？　その場にいるのが二人であれば、一方が話して他方が聞くのは当然だって？　でもね、聞き手がいても〝聞く気になった〟聞き手でなければ、どれだけ多くの言葉を費やしても伝わらないのですよ。

僕たちは話すことがたくさんある。特に患者さんに対しては、業界でムンテラと呼ばれる説明を行う。「話すことあり」の立場だ。

では聞くほうはというと、医療現場では長らく医師が問いかけて患者さんが答える「問診」が行われてきた。問いは常に医師から発せられ、医師のペースで行われるのが普通だった。病歴聴取とも呼ばれていた。最近では相互の意思疎通が質の高い医療に欠かせないという観点から、「医療面接」へ変えていこうとしている。

今振り返ってみると、自分が話すだけでなく聞くことを重視して乗り越えることができた局面は数え切れないほどある。逆に聞くことが不足して後悔したことも実はある。そういったエピソードを含めて、読み物を書いてみた。いくつかは講義や講演で一部を聞いていただいているものもあるが、それらに加えて今まで誰にも話さなかったことも書いてみた。

僕が「話すことあり」と呼びかける。「聞くことあり」と聞いていただけないだろうか。

二〇一八年六月　寺澤　秀一

目次

目次

話すことあり、聞くことあり

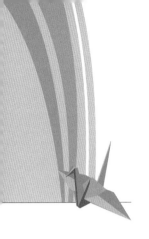

S先生のチョコレート

日常的にはチョコレートを食べる習慣を持たない僕だが、年に三回の到来物は、毎回ありがたく頂戴している。二月と六月と十一月。二月以外はS先生がはるばるフロリダから運んで来られる。地球をおよそ半周して高齢のS先生が半年に一度来日するのは、僕にお菓子を届けるためでは無論ない。医師人生の入り口に立った後輩たちを応援したいという、初期研修への熱い思いが彼を動かす原動力となっている。

先生に出会ったのは、もう、ふた昔も前にアメリカで開催されたある学会だった。検査を盛んに行って診断を探すのではなく、考えに考えて絞り込みを行い、患者さんの体に負担の少ない検査を選ぶ手法を日本の若い医師たちに伝えてもらいたくて、大学への教育訪問を長年お願いしてきた。

日本食が好物だとか、神社仏閣を訪ねるのが趣味だとか、日本贔屓と呼ばれる外国人は多いが、S先生のそれは医師を志す若者たちへの慈しみとなって表われる。日本人によくある自己主張が得手ではない彼らに、留学ばかりが身を立てる道ではないと説き、日本で研鑽を積むことを勧めてきた。その一方、望む者たちにはアメリカの救急医療を学ぶ機会を与えてくれた。帰国後の彼らの進歩は目を見張るものがある。


S先生の指導は、オーソドックスな内容だが、手法に三つの特徴がある。

その一、余裕のない新米医師たちに、一度に多くの情報を与えることは決してしない。そもそも知識を増やすことに主眼は置かれない。あくまで考えさせる参加型で教える。

その二、言葉に詰まった相手には「ダイジョウブ、モンダイナイ」と優しく促して待つ。

その三、英語は、ゆっくりと、はっきり発音される。


これは英語を母語としない者にとってはありがたい。偏差値の高い医師とて、診療に関する話題をナチュラルスピードで交わすのは容易ではないからだ。と、こう書き上げると、特徴といっても格別のこともなくむしろ当たり前過ぎると思われる読者もあるだろう。その通り。だが当たり前のことを継続する難しさを身に染みて感じておられる方も多いのではないだろうか。さらに言えば、初期研修医に接するときの心構えは、患者さんに対するそれとなんら変わりはないということ、詰まるところコミュニケーションとはシンプルな思いやりの積み重ねだということに気付かれるのではないだろうか。

海を越え　優しい教えの　定期便

実は僕には一つ気になることがあった。大学からS先生に支出される金額が少なくて心苦しいので、こっそり補って渡していたのだ。来年僕が退官になると、秘密の水増しは行われなくなる。さて、どうしたものかと思っていたら、今回の滞在を終えて帰国するS先生から、今年限りで辞したいという申し出があった。もう何年も前に、日本でいうなら後期高齢者の仲間入りをした身には時差の激しい東西移動はこたえるというのがその主な理由であったが、介護を必要とするご家族のこともあるようだった。

お元気だと思っていたが、よく気を付けてみると、彼の背中は丸くなってきている。漠然と、この先も来日が続くと思っていて、呑気にお金の心配をしていた自分は足をすくわれた気がした。先生が急に遠いところに行ってしまうような気がして、これまでの感謝の気持ちを伝える声がわれながら少しかすれた。家に帰って、見慣れた箱を開ける。すっかり馴染みとなったチョコレートが、心もちほろ苦いように感じられた。

『御法度』誕生顛末記

新人医師は皆似たような間違いをするものだ、と、あるとき気付いた。よくありがちなミスを活字にして皆に注意を促したら、不幸なケースが減るかもしれない。自分が見聞きした救急室での事例を書いてみたら、七十八例になった。本として出版することは全く考えていなかったので、ミスの大小を問わず、死に至った例も含めて包み隠さず綴った。そして親しい救急医七人に、後輩の指導に役立ててほしいとメッセージを付けて送った。

すると予期しないことが起こった。その事例集のコピーや、コピーのコピーが出回っているという噂を耳にするようになった。各地の救急病院の研修医たちが持っているらしい。タイトルを付けて、勉強会で輪読しているという便りもいただいた。コピーをきれいに冊子にして持参し、サインしてほしいと訪ねてくる医師まで現れた。

もっと驚いたことには、僕の知らないうちにコピーが出版社に持ち込まれ、出版が検討されるに至った。僕はひどく戸惑い、迷った。僕の経験に基づく内容で、主観的に過ぎるのではないかという懸念もあったが、それよりも書かれた事例に関わった医師たちが当時はまだ現役で、いろいろと差し支えがあるかもしれないことが僕を躊躇させた。

カナダの恩師から「医療過誤をオープンにすることによってこそ、医療は進歩する」と教えられていなかったら、出版に同意することはなかっただろう。

　ところが、何回目かの校正が済んだところ、突然出版社の作業が止まった。おかしいなとは思ったが、もともと出版に積極的でなかった僕は、特に理由を尋ねることもなく数年が経過した。そして僕が出版を取り止めたいと言い出すのを待っていたかのように、原稿が送り返されてきた。

　出版は取り止めになったが、その原稿の存在は口コミで伝わり、ついには病院に来る実習生が皆コピーするようになっていた。でも僕は前の一件でもう出版はしないと思っていたので、校正原稿は僕の机の上とコピー機の間を行ったり来たりするだけだった。そんなある日、三輪書店の社長から本にしたいとご連絡をいただいた。「研修医が当直するときの虎の巻のような本を作りませんか?」という依頼だった。「教科書を書く力量はありませんが、虎の巻なら」と、お引き受けした。

　校正途中の原稿をノートのようにまとめればよかったので、作業は簡単だった。そして出版されたのが『研修医当直御法度』(三輪書店 刊)(赤本)である。初版は一九九六年。二〇一六年まで六版を重ねるロングセラーとなった。二十年間に十五万部というのは、一般書籍ではそう大きな数字ではないが、専門書の場合は大健闘の部類に入る。その後、姉妹編として世に出た『研修医当直御法度 百例帖』（三輪書店 刊）（青本）は、二〇一二年に第二版を出させていただいた。これも多くの方に手に取っていただいた。

後で聞いたことだが、当初の出版が頓挫した理由は某大学教授に校正原稿を見せて酷評されたからだったらしい。僕は出版界の事情には詳しくはないが、いったん中止となった企画が、別の出版社で日の目を見るばかりかヒット作となることは珍しいのではないか。

よく手がける気になりましたね、と三輪社長に言ったことがある。すると社長は、研修医に直接会って話を聞き、当直に照準を合わせた書籍のニーズを知ったという。僕たちの仕事に例えると、大きな病院のスタッフは忙しすぎて患者さんやご家族に向き合う時間や余裕がなく、ニーズをしっかり把握できずに、すれ違いが起きやすいが、小さな診療所では一人一人にしっかり向き合うことができるために、患者さんやご家族の満足度が高くなることに通じるかもしれない。

現場見て　ニーズの把握が　第一歩

三つの苦しみ

民生委員さんが一人暮らしの高齢者を訪問中に、自宅で動けなくなっている男性を見つけて救急車を呼んだ。主な症状は呼吸困難。検査をすると進行した肺癌が見つかり、入院治療が必要と判断された。しかし、入院を承知していただけない。部署の若い人たちは代わる代わる説得を試みたが、首を横に振るばかり。策を失った若者たちはこういうとき、「年配の患者さんなので年配の先生、お願いします」とこちらに手綱を預けてくる。

僕が男性の傍に座ると、すかさず三人の若い医師が後ろについた。どう説得するかを見届けたいようだ。しかし僕は説得どころか、彼の以前の職業が会社社長でゴルフはシングルだったことや、リーマンショックで倒産して借金だけが残ったこと、酒に溺れて離婚し、子どもたちともほとんど縁が切れていることなどを、ふむ、ふむと聞くばかりで、話はいっこうに雑談の域を出ない。彼らは我慢できなくなり一人、また一人と離れていった。僕の作戦がまんまと成功したようだ。二人だけになったのを見計らって、元社長に入院を拒む理由を訊くことにした。

医師になりたての頃、先輩から「患者さんには大きく三つの苦しみがある」と習ったことがある。一つ目は病気が治らないという苦しみ。二つ目は自分のことを心配してくれる人がいないという苦しみ。最後は治療費が払えないかもしれないという苦しみだという。この方は、三つの苦しみを全て背負っていた。

子どもの頃、僕の家は生計を立てるために、田んぼのほかに、山の仕事も請け負っていた。山から大きな木を降ろすのは重労働だ。時には人間の力だけでは足りず、馬を使うこともあった。

隣村から馬使いのおじさんが来ると、昼食は作業の合間に皆で一緒にとる。

あの日僕がその場にいたのは、たまたま土曜日だったのだと思う。僕はみんなの前で「毎日、おじさんが来てくれるとうれしいな。そしたら毎日、サバの缶詰が食べられるから」と言ってしまった。当時僕の家ではサバの缶詰はご馳走だった。めったに食べられないご馳走が食膳にあがるうれしさが、つい口をついて出た。

おじさんが作業に戻ると、母はそれまで見たことがない激しさで怒り、泣き、僕を叱った。何がいけなかったのか、わからなかった。幼い僕には貧しさの意識がなく、したがって恥ずかしいという感情もなかったのだ。今ならあの日の母の悲しさ、口惜しさ、情けなさがわかる。

　治療費が払えないかもしれないと苦しむ方に出会う度に、あの日の母を思い出す。

「もし治療費を心配しておられるのでしたら大丈夫です。うちの病院の優秀なケースワーカーがいろいろな手を打ってくれます。例えば、これから生活保護の申請を始めても、今日からの治療費が手当されるんです。われわれに任せてください」と言うと、男性はこくりとうなずいた。社長にまでなった彼は、おそらくお金に困った経験などないであろう若い医師たちに、治療費が心配だと言えなかったのだ。

「入院ＯＫされたよ、手続き始めてね」と看護師に話していたら、さっきの三人が「どう説得されたのですか?」と寄って来るので、「年寄り同士の話さ、ナイショだよ」と笑って逃げた。

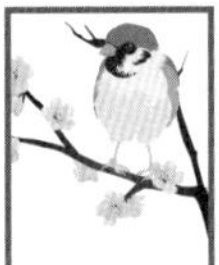

涙して　怒った母が　よみがえり

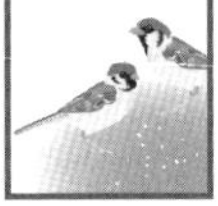

赤いよだれ掛け

都会ではほとんど見られなくなったが、福井では古い街道筋や集落のはずれにお地蔵様が立っているのを今でもよく見かける。やさしいが、明らかに子どもの顔ではないのに、なぜ赤いよだれ掛けをしているのだろう。疑問を口にすると、祖母は、お地蔵様は子どもの守り神でもあるでのう、と僕の頭をなでた。幼い頃、体が丈夫ではなかった僕は、それで、母が一日の農作業を終えての帰り道で、立ち止まって熱心に手を合わせる理由を知った。

彼女ははじめ、別の曜日の先生の患者さんだった。自分が眠れないのや、体がだるいのや、気持ちがどうしようもなく沈むのをなんとかするには、点滴がいいと信じていた。信じるあまりに頻度が加速し、とうとう僕の外来の日にも顔を合わせるようになった。

毎日点滴に来るのをやめること。僕の曜日の患者さんになってもらうときに二人でした約束だ。その約束を実行するのは彼女にとって容易ではなかったが、とにかく一週間、次の診療まではと、頑張ってくれるようになった。

彼女のかかりつけは僕のところだけではなかった。遠い病院の精神科にも通院をしていた。診察の間中、電子カルテの画面ばかり見ているその医師とは、うまく話ができないのだと彼女は言った。長い間専門科にかかりながら、一向に改善しない理由はどうもそのあたりにあるらしいとわかってきたので、僕はとことん彼女に向き合うことに決めた。

毎週の診療は、まず彼女の小さな報告から始まる。ご家族のこと、近所との付き合い。彼女のもつ小さなコミュニティで起こった日常のさまざまな出来事たちは、時に彼女の体調に影響を与えていることがその報告から伝わってくる。僕は話を聴きながら、褒めたり、励ましたり、叱ったりする。彼女の治療は、彼女の人生に寄り添いながら進んでいく。

僕が駆け出しの医者だった頃は、カルテは手で書くしかなかった。前回の診療内容を知ろうとしても、筆跡や記入の仕方はさまざまで、先輩たちの書いたものを読み解くのにひと苦労した。誰にでも読みやすく、過去の検査結果が瞬時に検索できるカルテだったら、どんなに便利になることか。夢見たのは僕一人ではないはずだ。患者さんの診療に、より集中できるのではないかと。夢が現実のものとなり、パソコンで見るカルテはとても見やすくなった。そればかりか検査のオーダーや画像診断の予約も画面上でリアルタイムにできて、作業の効率化は飛躍的に進んだ。それなのに患者さんの目を見て話をする時間は決して増えてはいないのは、なんと皮肉なことだろう。

訴訟が増え、起こるかもしれない医事紛争に備えるため、どの病院でもカルテの記載を以前より詳細に行うようになった。僕の患者さんがかかっているという精神科のその医師も、そうした指導を受けているに違いない。歯がゆい思いで、診療を続けている。


彼女は、一進一退を繰り返しながら、でも確実に良い方向へ向かっている。

家にこもり過ぎないことができるようになり、外出して誰かと会うことができるようになり、できることが増えると一緒に喜んでいるうちに、三年が過ぎた。

最近、とてもうれしいことがあった。彼女が新しい挑戦を行ったのだ。それはお地蔵様のよだれ掛け作りだった。そういえば、石造りのお地蔵様は風雪に耐えるが、布製のよだれ掛けは劣化が早く、誰かが替えねばならない。これまで繰り返されてきた、気の遠くなるような数の敬虔な人々の仲間に彼女は入ろうとしていた。

遠くに行かず、時間がかからず、お金がかからず、人に喜ばれることをやってみたら？という僕のアドバイスを実行に移したのだった。なんと、その数二十！　すごい挑戦だ。

僕の地元のお地蔵様はお一人（？）で立っておられたが、彼女の家の近くには、どうやらかなりの集団でいらっしゃるらしい。想像すると、なかなか壮観である。二十ものよだれ掛けを作るのは根気のいる作業だ。彼女はいったんは決心したものの、次に会うと、やっぱり無理かもしれない、と気弱につぶやいた。最近は頑張れと患者さんに言わないのがいいということになっているらしいが、僕はここ一番の彼女の頑張りに期待した。

記念すべき一枚目のよだれ掛けが完成したのは、それから一カ月後だった。

彼女は尊いその手わざを僕に差し出す。課題を提出する女学生の表情をしている。きちんとした縫い目、丁寧な仕上がり。すごいね。思わず言った。彼女はそれを僕にくれると言った。胸に当てて僕はおどけて見せた。そうしないと涙が出そうだった。

つまり、よだれ掛けは二十一枚作られた。彼女が僕を必要としなくなる日もそう遠くはないだろう。彼女がお地蔵様への奉納に取り組んだのは、偶然とは思えない。如来に次ぐ位をもちながら、大きな伽藍の奥深くにおさまることなく、風雨に曝されながら辻に立って、人々の祈りを受け止め、救ってきたお地蔵様を、思いを託す相手として選んだのは、何かのお導きなのかもしれない。

僕の外来に彼女が来なくなっても、僕の手元にはあのよだれ掛けがある。元気になりたいという思いが込められたよだれ掛けが。よだれ掛けを見るたびに、僕は医師として忘れてはいけない何かに思いを馳せるだろう。その機会をくれた彼女にとても感謝をしている。

復活の　願いが染みる　よだれ掛け

ホテルのディナー

一瞬、自分の耳を疑った。内科部長が「寺澤君、総合内科医になる前にしばらく救急をやっておくのも悪くないね」と言ったのだ。高級ホテルの美味しいディナーを食べるのに夢中だった僕は、英語で交わされていた会話に、まさか自分が登場しているとは思いもよらず、ゆうゆうと聞き流していた。いきなり名前を呼ばれても、何のことかわからなかった。でもそれが運命の瞬間だったのだ。

カナダから救急医学の教授がこの病院に来たのは、僕が医師になって四年目の年だった。彼は臨床教育のため年に五、六名招聘される外国人医師の一人だった。皆、二週間くらい滞在して、入院患者を一緒に回診して治療のアドバイスをしたり、講義をしたり、症例検討会をするのが定番であった。そして、どの外国人医師が来ることになっても、必ず研修医のなかから「御世話係」が容易に決まった。皆、外国の教授と仲良くなって将来の海外留学の足掛かりにしようと狙っていたのだ。

しかし、救急医学の教授が来ることになったときには、「御世話係」に名乗り出る者はいなかった。僕もそうだったように、どの研修医も救急は大変だから一生の仕事としては考えられないというのが本音であった。そのため、研修医のなかで一番年長だった僕にお鉢が回ってきたのだ。二週間「御世話係」をしているうちに、気さくなその教授とかなり親しくなった。そして彼がカナダへ帰る前日、病院幹部が催した送別会に僕も呼ばれたのだった。

僕は内科医になることは早くから決めていたが、内科のどの臓器を専門にするかを決めきれず、循環器内科、呼吸器内科、消化器内科、腎臓内科……と全ての部門をローテーションしながら三、四年目を過ごしていた。僕が優柔不断で決められないうちに、内科部長から「来年度から総合内科グループを立ち上げるから、初代のリーダーをやってくれないか」と言われてそのつもりでいた。ところが当の内科部長が救急をやらないかと言い始めたのだ。

カナダ人の教授は送別会の席上で、「この病院の救急室に教育、指導、監督をする救急医が絶対必要だ」と主張し、「もし、Dr.テラサワが救急医になる気があるのなら、彼が北米で研修できるよう支援したい」と提案した。内科部長はその場で即断して僕は北米での研修に行くことになった。おいしいただ飯にありついてホクホクしていた僕は、あれよあれよという間に話を進める内科部長とうれしそうに微笑んでいるカナダの教授を前にしてとうてい逃れるすべがないと知り、救急医への道を進む覚悟を決めざるを得なかった。

救急医になる高い志をもって僕が沖縄の有名な救急病院での研修を選んだと誤解している人が多いようだが、そうではない。優柔不断で何科を専攻しようかと迷っているうちに総合内科医を勧められ、その気になっていたのに突然、救急医をさせられることになったのだ。「総合内科医になる前にしばらく救急を」のはずが、首までどっぷり浸かり、いつしか救急が一生の仕事になった。

恩師との　出会いで決まる　進む道

進路に悩む医学生や新人医師から相談されることが多いが、それほど迷う必要はないと教えている。僕のように全て他人に決められた道であっても、患者さんとそのご家族のために頑張れば、必ずこの道を選んでよかったと思えるときが来るからだ。

寛容になるために

ボクシングを習いたいとやって来た中学生に、ジムの責任者が「なぜボクシングを習いたいんだい？」と訊いたら、即座に「喧嘩に強くなりたいんです」と答えたとする。「ボクシングは喧嘩の道具なんかじゃない！　そんな奴に教えることは何もない。顔を洗って出直して来い！」と言うのが一般的な反応だろう。しかし、ここで、笑いながら「そうか、喧嘩に強くなりたいのか。まあ、最初はそれでもいい。明日から通って来なさい」と言ったらどうだろう。「最初はそれでもいい」という懐の深さ、「ボクシングが喧嘩の道具ではないことをも教えてあげよう」という余裕が、指導者に必要なのではないだろうか。

研修医を指導する医師たちの講習会で、「使命感やプロ意識に欠ける今どきの研修医に優しくなれない」という声をよく聞く。

そういう指導医に「先生御自身はいつ頃、今のような使命感やプロフェッショナリズムを身に付けたのですか？」と訊くと、彼らは皆考え込んで、答えられない。いつ頃、習得したのか思い出せないのだ。新人医師のときにすでに身に付いていたと言える人はまずいない。では、医師としての使命感やまるで聖職者のような倫理観はいったいいつ身に付くのだろうか？　それはわれわれが親というものになっていく過程に似ていないか。医師もまた、先輩医師の働き方を見ながら、主治医となって患者さんやそのご家族の期待や責任を自分の肩に感じつつ、少しずつ熟達していくものではないだろうか。

だとすると三月まで医学生だった彼らが、四月から医師免許を取得したからといってすぐにそんな使命感やプロ意識をもっていることを期待し要求するほうが間違っているともいえはしないか。彼らにしてみれば、三月までは銀行口座に親から仕送りが入り臨床現場で学生と呼ばれて実習をしていたが、四月からは同じ銀行口座に病院から手当が振り込まれて、研修医と呼ばれて医学生のときと似たような病院の実習が続く。つまり、振り込み名義人が変わったことしか彼らの立場の変更を示すものはなく、現場での役割が同じであれば意識も変わりようがない。彼らに突然、使命感やプロ意識を期待するのは無理であろう。

僕は寛容になるために必ず二つ、自分に問いかけることがある。まず、「自分の医学生時代、研修医時代はどうだったか？」である。部活に明け暮れた医学生時代も、平均睡眠時間三時間の激しい研修医時代も、常に疲弊していた。ただ命じられた仕事をこなすだけで、決して医師に必要な使命感やプロ意識などもっていなかった。だからこの医学生や研修医を責められない、長い目で見ようと自分に話しかけることができる。

次に、「この研修医は米国ならば、医学部の何年生だろう？」と問いかける。年齢で比較すると日本の二年目の研修医と米国の医学部最終学年とが同じになる。だから二年目の研修医は米国では医学生なのだ。一年目の研修医など米国では卒業まで一年以上ある医学生なのだ。彼らに多くを要求しないで寛容に接しようと自分に話しかける。

「今の医学生や研修医の態度に我慢がならない」という指導医たちほど、彼らが医学生や新人医師だった頃、同じことを先輩医師に言われていた気がするのは僕だけであろうか。

未熟さも　許して育てる　寛容力

口にしてはいけない病名

介護施設に入所している高齢の女性が「風邪の後で微熱と咳が長引く」とやって来た。胸部レントゲンを撮ると気になる影があった。

ここで問題。高齢者、長引く微熱と咳、単純エックス線撮影で影がある。この所見でどんな病名を疑うべきか。

そばに付いていた研修医の先生に問うと、即座に「肺炎、肺癌、肺結核など」と答える。はい、正解。

では次の問題。確定診断を得るためには、どんな検査をするべきか。

打てば響くように、「胸部CTスキャン」と答えが返る。またまた正解。状況はよく理解している。これなら大丈夫、と、付き添って来た施設の人と本人に検査の必要性を説明して同意をもらってくるように頼むと、彼は張り切って待合室に出て行った。ところが説明の声が診察室まで聞こえてきて、僕は椅子から飛び上がった。

齢《よわい》八十を超えた媼《おうな》は、耳が遠い。いきおい、説明は大きな声になる。それはいい。問題は説明の中身である。彼は言ったのだ。「肺炎や結核の疑いがあるので胸のCTスキャンをします！」と。「結核の疑い」というフレーズが待合室に響き渡っていた。

僕が待合室に出ると、早くも数人が「結核疑いの患者」から離れるために席を移動しつつあった。皆、運の悪い日に来てしまったという顔をしている。結核の疑いと大きな声で言われると、誰でもその人から離れたくなるだろう。

だが新人君は、僕がなぜ慌てふためいて出て来たかがまだわからないようである。彼にしてみると、間違ったことは言っていないし、患者さんの心を気遣って疑い病名から肺癌は省いたのだから褒められてしかるべきなのにと、怪訝《けげん》な表情をしている。

付き添って来た施設の人が顔を引きつらせて「先生、結核の疑いなら、疑いが晴れるまで入院させてください。そうでないと、私、この方を施設に連れて帰れません！」と言うと、事態がようやく呑み込めた彼は、しまったという顔をした。

僕は結核という病名は、疑い段階では口にしない。診断が確定したときに患者さんやご家族の前でだけ言う。声のトーンはでき得る限り落とす。

都会ではそうでもないだろうが、田舎ではご家族の誰かが結核だとわかると、縁談は全て壊れると覚悟しなくてはならない。癲癇《てんかん》や精神疾患も同様である。簡単に口にすると、思わぬ累を他に及ぼす。

過去の病気を訊くときも、細心の注意を払う。相手が医師だから病気に関することはすんなり話してくれるだろうと期待するのは誤りで、誰でも言いにくいことはあるのだ。結核を訊くときには「以前に胸を患ったことはありませんか？」あるいは「肋膜と言われたことはありませんか？」と、結核という単語を使わずに話す。同様に癲癇《てんかん》を訊くときは「時々発作が起きる病気、と言われていませんか？」、あるいは「時々倒れる病気で通院していませんか？」と、言葉を選ぶ。精神疾患の既往歴を訊くときは「心の病気になったことはありませんか？」あるいは「心の専門の先生にかかったことはありませんか？」と切り出す。言葉だけでなく、態度も重要と心得る。全て、二人きりになるようにして、必ず小さな声で、微笑みを絶やさないよう心がける。

病気についての誤解や偏見はあってはならないことだ。ごもっとも。でも患者さんが不利益を被るのであれば、こちらはそれを防ぐための細心の注意を払いたい。

若い頃は医学を学ぶことで精一杯で、患者さんやそのご家族、周囲の人の心への配慮まではなかなか気が回らない。癌の告知に配慮が必要という知識はあっても、他の病気でも正確な病名を告げると言われた方の心は大きく乱れるかもしれない、とまでは想像が及ばないのだ。

気配りが得意でない若者の特徴は、今も昔も変わらない。自分もそうであっただけに、どう伝えていったらいいのか試行錯誤を繰り返している。

病名を　言わずに伝える　言葉技

「救急研修なんて無意味です！」

救急部にまた新しい研修医が登場した。といっても、彼は救急医を目指しているわけではない。救急研修が必須となっているためやってきたにすぎない。

自分が希望している専門科以外に回ってきた研修医には、三つのパターンがある。

パターンその一、ホドホド派。さして興味のある分野ではないが、必須科目ならばこなしておこうという付き合いのいいタイプ。もちろんその陰には、長い医師人生のほんの数カ月だから我慢しておこうという現実的な判断がある。大多数がこのタイプに分類される。

パターンその二、熱血派。ジャンルは違えど、縁あって身を置く以上、プラスになるものを吸収したいというポジティブシンキングの面々。こんな熱い血潮の若者たちは少数派だが、一定数は存在する。

そしてパターンその三は、パターン二の対極、否定派。将来所属することのない診療科には関わりをもちたくないという明らかな拒否を態度で示す。研修先では全くのお客さんで、他人事、余所事という立場を貫く。

「救急研修なんて無意味です！」

ところで今度のニューフェイスはどのクチかと見ると、果たして、堂々のパターン三らしい。「A科を目指しているんで、僕には救急研修なんか意味ないですよ。早く専門の研修がしたいのに、迷惑な話です」と高らかに宣言したそうだ。

おやおや。僕は発言の内容よりも、その幼い行動に危うさを覚える。しかし救急室のスタッフは慣れたもので、気を悪くすることもなく、全く手を出そうとしない彼に「手伝って！」「次はこっち！」とテキパキと声をかけ、できるだけ彼が救急患者を診る機会を増やすよう心を砕くうちに所定期間は過ぎた。

さて、研修を終えた彼は晴れてA科の専門医となり、大学から市内の総合病院へと派遣された。再会したのは、とある学会で、僕は特別講演の演者、彼が会場担当だった。ところが様子がおかしい。明らかに元気がなく、神妙なのに何か話したいことがあるのか、準備が終わっても僕のそばを離れようとしない。

二人だけになって、「どうしたの？」と訊くと彼は思い切ったように口を開いた。「先生に謝ります」と言う。救急研修をいい加減にしたことを謝りたいのだと言う。僕はよく覚えていたが、「そうだったかな」と、とぼけた。

着任した総合病院で彼を待ち受けていたのは、月に数回の当直だった。A科は外科系なので、外科や整形外科と同じ扱いで当直ローテーションに入る。これはこの総合病院に限ったことではなく、決して珍しいシフトではない。しかし彼はそのことを知らなかったので、当直の夜、交通事故の重傷患者が搬送されるたびに、戦々恐々とした。あるときは患者さんを死なせる寸前までいってしまい、救急研修をしっかりしておかなかったことを心から悔やんだという。

そうなのだ。僕たちの稼業は、まかり間違えば人が死ぬ。僕が『研修医当直御法度』(三輪書店　刊)を本にしようと思ったのは、彼のような後悔組が少なからずいることがわかったのが理由の一つだ。彼ばかりではない。どの科でも後悔組は発生する。

では臨床医ではなく研究畑に進むのならば、危ない橋は渡らずに済むのだろうか。残念ながらそうではない。たいていの研究医は、就職してしばらくは給料だけでは生活できないのでアルバイトをせざるを得ない。そのアルバイトとは、ほとんどが夜の当直なのだ。

医学部の大学院生も同じリスクがある。研究に追われながらも、学費や生活のためにアルバイトを行う彼らは、特に当直中に集中力を欠きやすい。ために、医事紛争に巻き込まれることが少なくないのだ。

してみると医師免許を手にした以上、当直はほとんどの者が通らなければならない道ということになる。たくさんのリスクが潜む、暗く長い夜道を進むには、明かりが必要だ。僕はその明かりを作りたいと思った。小さくても確実に行く手を照らしてくれる明かりを。

現行の研修医制度に全く問題がないわけではないが、少なくとも、卒後の二年間でさまざまな科を回る仕組みは、縦割りを防ぐために必要だ。その二年はもちろん彼らのためにもなるが、本当のところは将来彼らのところを受診する患者さんに、何か間違いが起こらないための研修だと思う。

それを理解するには、ともすると目の前しか見えない研修医たちは若過ぎるのかもしれない。想像力が欠けている、と、そしるのは簡単だけれど、彼らが数年後に赴任する病院やアルバイトでの当直でどんな夜が待っているかと思うと、僕は手をこまねいてはいられなかった。

『研修医当直御法度』は版を重ね、重ねるたびにページを増やし、第四版からは海を渡って韓国でも使ってもらっている。

再び彼に会ったとき、彼は元気になっていた。『御法度』を手元に置いていると言ってくれた。使い込まれた冊子の表紙の裏に、僕はいつもそうするように、ささやかなメッセージを書いた。〝望みあらば、道あり〟と。

研修の　意義が身に染む　数年後

嘘をつく患者さん

「うちのじいちゃんが、朝、庭で寝ていたんです」と救急搬送されてきた。「庭で寝ていた？ 徘徊とかするの？」「いいえ、頭ははっきりしています。徘徊なんかありません」同居の息子さんが、きっぱりと否定する。

「あ、そう。夏だから軽い低体温で済んでいるけど、真冬だったら凍死しますよ」そう言う僕の前で、「庭で寝ていた」じいちゃんは、痛い痛いとうめく。ん、血圧がやけに低いな。どこかに骨折があるかもしれない。

レントゲンを撮って驚いた。どこかに、どころではない。肋骨、骨盤、手、足、そこら中の骨が折れている。低血圧の理由は、多発骨折だったのだ。「あちこちひどいケガをしていますが、どうしたんですか？」と訊くと、本人は「庭で転んだ」の一点張り。そんなばかな。高齢者とはいえ、平地で転んだだけで、あんな大きな骨折が同時に何カ所も起こるわけがない。

こういうときに医療者が疑うのは虐待である。子ども、女性、障がい者、そして高齢者。虐待の被対象者はさまざまだが、弱い立場が常に犠牲になる。

家庭内で起こる高齢者虐待の加害者は統計上、息子が多い。無職だったり、アルコールやギャンブル依存だったりという問題を抱えていると、はけ口が高齢者に向けられやすい。この場合も、まさかと思いながら息子さんに探りを入れる。さりげなく話しかけ、普段の生活の様子を訊くが、とても虐待とは思えない。

原因不明の多発骨折とカルテを書いて、入院の段取りに入る。そこへ、じいちゃんの連れ合いと思しきばあちゃんがやって来た。長年の農作業のせいか、腰はくの字に曲がり、両手に下げた荷物を左右に揺らして近付いて来る。不便そうな歩きぶりである。「入院のための必要な物を準備して来たので遅れました」とすまなそうに頭を下げる。このばあちゃんならわかるかもしれない。

「ひどいケガをしているのに、その原因がわからなくて困っているんだけど……」「それなら心当たりがあります」と言いながら、ばあちゃんは周囲を気にする。時代劇なら「殿、お人払いをお願いします」というところだね。場所を変えようか。

待合室の隅に移動すると「じいさんはたくさん酒が入った夜、一階のトイレまで行くのが面倒だと言って、二階の窓から屋根に向かってシッコするんです。夕《ゆん》べはそのときに屋根から落ちたんではないかと思うんです」と耳打ちしてくれた。ははあ、それで「庭で転んで、寝ていた」ことになったんだ。じいちゃんと二人だけになったときに、小さい声で確かめると、苦笑いしながらうなずいた。

平日、日中の各科外来と異なり、救急室に受診する患者さんやそのご家族は嘘をついていることが少なくない。いや、嘘をつかざるを得ないと言うべきだろう。喧嘩で殴られた打撲や、酔っ払って側溝に落ちた捻挫は、たいてい自宅の階段から落ちたことになる。友人同士の度が過ぎたいたずらでのケガも、最初は本当のことは言わない。性行為中の急病やケガも別の話にすり替わる。本例のように恥ずかしいケガの場合も、正直に話してもらえることはない。

患者さんやご家族の話が腑に落ちない場合には、必ず、他の医療スタッフが居ない二人だけの状況で、優しく微笑みながら小さい声で訊ねてみることだ。そうすれば本当のことを言ってもらえるようになる。貴方に恥をかかせることなく、秘密を守ってあげますよというメッセージをうまく伝えられるかどうかが重要だ。だから僕のカルテは、患者さんやご家族がこう言ったとカギかっこ付きで書かれてあるだけのことがある。要は、患嘘をつかざるを得ないひとのこころを汲んであげることだ。

嘘をつく　患者・家族の　心汲み

魔法使いの弟子

「ウィリス先生に聞いてみよう」

診断がわからないときの僕たち研修医の口癖だった。

彼は患者さんやご家族からの話と少しの診察だけで、僕たちがわからない難しい病気を診断してくれる魔法使いのようなカナダ人であった。大がかりな検査機器を使わずに診断するための考え方や診察法を教えることが生涯の使命であるかのように、エチオピア大学やボルネオのジャングルの診療所、モントリオールの総合病院など世界各地を回っていた。いわば「地球規模のエコ総合医」である。

彼は毎日、昼食後の三十分間講義をしてくれた。僕を含めて五人の内科専攻医は最初、勇んで参加した。が、条件は僕たちに圧倒的に不利だった。昼食後であること、全て英語で話されること、さらに極め付きは前日の当直で、押し寄せる睡魔は強烈だった。一人、また一人と脱落し、最後は僕ともう一人だけになった。しかもその二人さえも寝てしまうということもあった。後輩たちも同じような有様だったという。

彼はそのレクチャーのために毎回、講義内容のまとめを準備してくれていた。帰国後、出版された日本語版を、監訳者が僕に送ってくださった。本を手に取りながら、あの頃しっかり講義を聴けなかったことを心から申し訳なく思った。


彼がいよいよ沖縄の病院を去りカナダに戻るというときに研修医だけで送別会をした。病院の図書室の中で椅子を並べ、供されたのはソフトドリンクだけという簡素なものであった。全ての研修医が集まった。そのなかで一番年長だった僕は、数日前から練習して覚えた拙い英語で精一杯の感謝を伝えた。どうしても訊きたいことがあったので、送別会が一段落して皆が談笑しているときに僕は勇気を奮った。

「昼食後のレクチャーに僕らの参加が減り、かつ参加しても寝ていたことに腹が立たなかったのですか?」と訊くと、彼はひと呼吸おいて、「とても腹が立っていた」と答えた。「でも貴方は一度も怒ったそぶりさえも見せなかったですが…」と訊くと、「感情をぶつけるのを教育とは言わない」と答えて、穏やかな微笑みで僕をじっと見た。父親譲りの短気で怒りっぽい僕が少しずつ変わることができたのは、この言葉のおかげだった。その後、僕は腹が立つと、明らかにウィリス先生の真似をしていた。生き方を変えてくれるのは、恩師のひと言であり、それは文章にしたらたかだか数行の短いものに過ぎない。「もっと沖縄にいてわれわれや後輩を教えて欲しいのに、どうして辞めてしまうのですか?」という二つ目の質問に、「疎まれて辞めるより、惜しまれて辞めたい。そのためには、まだできる、もう少しやりたいと思う時期に決断しなくてはならない」とうつむきながら少し寂しそうにつぶやいた。

彼は数年前にご家族に見守られながらカナダの自宅で亡くなった。人工透析をすればもっと生きられるという周囲の説得には首を振ったという。

僕は数年前に救急室での診療を辞め、今、総合診療外来からも退こうとしている。まだできる、もう少しやりたいと思う。だからこそ今が引き際だと思う。医師としての引き際も、人としての引き際も潔い恩師の生き方を真似て、もう少しだけ背伸びしてみようと思う。

師の背中　追いつつ明日に　背伸びして

ドライバー

三人の小学生が車にはねられて救急車で搬送されてきた。二名は軽症だが、一名は重症だ。重症の子どもの治療に専念していると、もう一台救急車が入った。子どもたちをはねた若い女性ドライバーだった。彼女自身にケガはなかったが、なぜ搬送されてきたかはカルテを見てわかった。癲癇《てんかん》で当院に通院中だった。運転中に発作が出て意識がなくなり、歩道に乗り上げて小学生たちをはねたのだ。癲癇発作の特徴は痙攣で、全身を突っ張るようになるため、アクセルを強く踏み込んでしまったのだろう。彼女は発作を抑える内服薬を半年以上も自己中断していた。意識を取り戻した彼女は、何を訊いても「わかりません、わかりません」を繰り返すだけだった。

持病をもつ人が車の運転をすることについては、いろいろな意見があるだろう。しっかり内服薬でコントロールされている癲癇の患者さんは運転免許を持つ権利がある、というのが一般的な見解だと思う。しかし、僕の経験では癲癇の患者さんが薬を飲むのを忘れたり、自分の判断や経済的な理由で服用を中止することは珍しいことではない。その結果、発作が起こって救急車で搬送されてくるケースも少なくない。薬が指定通り服用されなければ、いつ発作が起こるかわからない。たいていは運転中以外だが、もし運転中だったら冒頭のような事故になる可能性はきわめて高い。

癲癇に限らず、僕たち救急医は職業柄、病気が原因で起こる事故を以前からたくさん見てきた。多いのは、心筋梗塞、クモ膜下出血、脳梗塞などで、これらが突然起こると運転が続けられなくなって事故につながる。運転手自身が、その病気でそのまま亡くなってしまうこともある。

加えて最近では、認知機能の低下や薬の影響で正確な運転ができない高齢者も増えていると感じている。高齢者が運転免許を持ち続ける権利と、彼らの過失運転で被害者となる方々の権利は、どう折り合いをつけたらよいのだろう。

米国でこんな判例がある。蕁麻疹が出たため注射を打ってもらった人が、病院からの帰り道で居眠り運転をし、事故を起こした。事故の被害者は、注射の副作用が居眠りの原因だとして、医師を訴えた。「蕁麻疹の注射の副作用で眠くなるから、車の運転をしてはいけない」という注意をしなかったという訴状だった。裁判所は医師の過失を認めたという。事故を起こした運転手が何かしらの病気の治療を受けている場合、医師の責任も問われることを示している。

だが、医師の立場で言えば、副作用のない薬などないし、眠くなる薬も、ごまんとある。説明責任の範囲はどこまであるのだろう。

病気や判断力の低下した人が車を運転する権利と、事故に巻き込まれて被害者となる人の権利とを考えながら働いてきた。警察や被害者に事故を起こしたドライバーの病気を話すことは、運転手のプライバシーの侵害にならないか。医師には守秘義務が課せられているからだ。一方、話さないことで被害者の知る権利を侵害していないか。さらに、話さないことで次に同様の事故が防げないことは社会的道義的責任を果たせていないのではないか。僕たちは診療で知り得た患者さんのプライバシーを守ることと、社会的、道義的責任の狭間でいつも揺れている。

最近、病気の治療をしっかりしないで事故を起こした場合の罰則が強化された。救急医としてはやや遅きに失した感が否めないが、罰則強化が唯一の解決手段とも思えない。今後も僕たちのジレンマは続く。

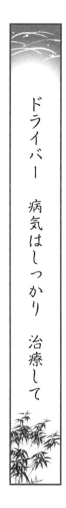

ドライバー　病気はしっかり　治療して

同意書なしの緊急手術

高速道路での交通事故で、男性が頭部を強打した。意識がない。頭部CTスキャンをすると、頭蓋内血腫が見つかった。緊急手術が必要だ。僕たちと脳神経外科医たちが手分けをしてテキパキと準備が進み、瞬く間にストレッチャーは手術室へ向かって行った。慌ただしい戦場のようだった救急室に、束の間の静寂が訪れる。

看護師たちを手伝って、乱れた処置室の後片付けをする。次の救急患者のために綺麗に整えていく静かな時間は、僕の好きなひとときだ。しかし至福のときは長く続かない。研修医の一人が、「手術承諾書を忘れました！」と大きな声で報告してきた。彼ともう一人の研修医は深刻な表情だが、他の救急室スタッフは黙って微笑んで作業を続けている。「慌てることなど何もないよ」と言うように。

同意書へのサインが揃うまでは手術や検査をしてはいけないと厳しく教えられてきた研修医たちは、どんな場合でも同意書をもらわなければと躍起になる。しかし、高速道路での事故は、ほとんどが患者さんの居住地から離れた場所で起きている。しかも仕事中であれば、ご家族が一緒にいる確率は低い。だから意識不明ということは、同意書のサインを手術前に得るなど、望むべくもないのだ。

患者さんの権利を記した世界医師会のリスボン宣言には、「意識がない患者において、法律上の権限を有する代理人がおらず、患者に対する医学的侵襲が緊急に必要とされる場合は、患者の同意があるものと推定する」と明記されている。

もちろん、ご家族へ連絡して電話で同意を得る努力はする。でも、それは連絡先がわかってからのこと。まずは診療と救命に専念する。一段落してから、病院関係者は患者さんの持ち物から、また警察は事故の車から連絡先を特定し、連絡をとる。

連絡の電話は若い医師や看護師には任せず、必ず自分がするようにしていた。余計に不安を与えないよう、言外に治療に自信があるのでご安心をというメッセージが伝わるような声で話す。手術の同意を得たら、こちらに車で向かうなら自分で運転することは避けるようアドバイスする。高速道路で降りるときのインターチェンジ名、そして病院名を間違えないよう、メモしていただく。

手術の同意に関しては「本来でしたら、ご家族の御承諾を得てから手術を開始するべきところでしたが、緊急手術が必要でしたので同意をいただく時間がありませんでした。こちらの判断でもう手術が始まっています。事後承諾で恐縮ですが、御承諾いただけますでしょうか?」と話す。

今まで「どうしてわれわれの承諾なしに手術を始めたんだ⁉」と怒られたことは一度もない。必ず「もちろん承諾いたします。ありがとうございます」と言われる。電話が切れるまでに「ありがとうございます」が必ず数回以上繰り返される。

昏睡の　緊急手術に　同意あり

廊下での立ち話

誰にでも人生で忘れられないシーンがあるだろう。例えば受験の合格発表。合格者の番号を示す数字がとても鮮明に見えはしなかったか。強烈な記憶は細部まで鮮やかに脳裏に刻まれるのだろう。僕にとって忘れられないのは、沖縄県立中部病院の廊下の風景だ。

医師になって最初の何年かを過ごした病院で、僕は人生における叱られ体験のほとんどを経験した。医局で、病棟で、診察室で、よくまあこんなに叱られるタネが尽きないとわれながら感心するくらい、叱られまくった。

その日は、廊下で、N先生に呼び止められた。カミナリが落ちるときは、身を低くするものだ。僕は次の言葉を聞くより早く、壁際に退き、すみませんと頭を下げた。相手は「鬼のナエシロ」(仮名)と二つ名のあるオヤジさん、警戒レベルは最大だ。

頭を下げた僕の前を、ストレッチャーが通る。車椅子が通る。

と、上から降ってきたのは、意外な言葉だった。

「福井へ帰るんだってな。俺はいいと思うよ」

故郷に帰る若い医師にかける言葉としては、ごく普通であるが、ことはそんなに簡単ではない。実は僕はこの病院から北米に留学させてもらっていた。海外研修を終えてようやく戻って来たと思ったら、田舎に帰ると言い始めたのだから、恩知らずと非難されても仕方がない。実際、周囲からの視線は冷たいように思われた。

「みんないろいろ言ってるみたいだけどな」

ああ、やっぱり言われているのだ。本土の者はどうせ腰掛けだ、とか、いつかは帰るとわかっていてもこのタイミングはないよね、とか、言われそうな内容はいくらも想像がつく。

しかし、鬼の外科部長は、さらに驚くことを言った。

「お前を北米の研修に行かせたのは、この病院や沖縄のためだけじゃない。福井に帰ってこれまでの研修を生かす道で頑張ってくれたら、それもまた俺たちの財産なんだよ」

さっさと立ち去る後ろ姿を、ぼんやりと見送った。

どうしてあんな考え方ができるのだろう。大きな宿題をもらって、僕は故郷に帰った。

疑問を解くためには、同じことをしてみるしかない。一日だけ、数日だけ、一週間だけ、数カ月、半年、一年以上。訪れる医師たちの研修期間はさまざまだ。滞在が長くても短くても惜しみなく教えてみた。恩返しをしている気分だった。そのうち気付いた。教えることで自分も進歩できる。「人育ては自分育て」とある人が言った。まさにそうだった。見返りを期待しないで、惜しみなく教えるのは綺麗事でも美談でもない。大きな実りがその手に得られる、またとない機会だったのだった。

見返りは　期待しないと　やってくる

妊娠反応検査

女子中学生が、体調不良を主訴に母親とともにやって来た。両親が共働きで平日の受診が難しいために、休日の救急室を選択したようだ。研修医の先生が担当した。彼はひと通り症状を訊き、診察を終えて相談に来た。彼の説明はこうだ。夏休み後半から微熱、嘔気、嘔吐、体重減少をきたしている。診察ではこれといった異常は認めない。女性が発熱していることから、第一に尿路感染を疑って検尿をする。他には念のために血液検査、胸部レントゲン撮影をしたいと考えている。

僕は妊娠によるつわりの可能性はどう？　と訊く。彼は妊娠の可能性を訊いたが本人が即座に否定したし、最終月経が終わったばかりだから、妊娠は考えなくていいと思うと言う。尿路感染を疑って検尿をするなら、尿の妊娠反応も念のためにどうだろうかと勧めると、「本人、母親の同意を得ないで妊娠反応をしていいのですか？」と返される。僕は皮肉を込めた笑顔で「インフォームド・コンセントの勉強のし過ぎだねえ」と言う。

しばらくして、彼がやや興奮気味に現れ、「妊娠反応陽性です！」と言う。表情はまだ信じられない様子である。「妊娠の可能性はないと断言し、最終月経が終わったばかりだと言ったんですよ！」といぶかる彼を尻目に、僕は彼の指示した血液検査と胸部レントゲン写真をキャンセルするよう看護師に告げて、診察室に向かった。

研修医の間違いは以下の三点である。

まず、第一に「妊娠の可能性がありますか？」と訊いて、患者さんの回答を鵜呑みにしている。僕はこの質問は無意味だと考えている。救急室で妊娠の可能性を完全否定した女性患者の八％が、妊娠していたという海外の報告もある。未成年者だと、性行為自体を恥ずかしくて言えないという理由で、否定するだろう。親が同席していればなおさらだ。不妊手術をしている夫がいる妻の場合、恋人が長期海外出張中の場合。正直に言えない理由はいろいろあるのだ。救急室では「人はお金とアルコールとセックスに関しては皆嘘つきである」と教えることにしている。

第二に、最終月経を訊くこともあまり当てにならない。月経不順の女性は少なくない。記憶が不正確なこともある。故意に嘘をつく場合もある。さらに異所性妊娠（子宮外妊娠）のせいで起きる性器出血を、月経だと勘違いして話す場合もある。もし最終月経を訊くなら、最終月経のもう一つ前の月経から訊いて、彼女の言う最終月経のタイミングが妥当かどうか判断する。次に出血の仕方がいつもの月経と違わないかを訊く。最後に生理痛がいつもと違わなかったかを訊く。

　第三に、妊娠反応は患者さん、ご家族に同意を得て行う検査ではない。医師が必要と認めたら実施するべき検査である。同意を得ようとして拒否されればできなくなる。その結果、妊娠の診断が遅れるとどうなるか。母子双方に命の危険が及ぶ。もし産めない子どもならば、手術の時期が遅れることで患者さんはリスクの高い手術を受けることになる。もし異所性妊娠（子宮外妊娠）であれば、早期に対処しないと大出血して生命にかかわる。

　妊娠だとわかるとメリットは多い。他の余計な検査をせずに済む。特に、放射線を使う検査を避けることができる。そして投薬の際に胎児に影響がない薬を選ぶことができる。

　When seen in a young woman, ignore the history and obtain a urine pregnancy test.（若い女性の診療では、患者の言うことは無視して妊娠反応を出しなさい）ローレンス・ティアニー※

信じない　ことも患者を　救う術

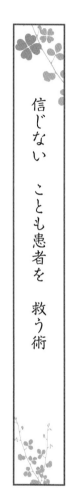

※ティアニー先生のベスト・パール2、著：Lawrence Tierney、訳：松村正巳、医学書院、二〇一一年

無駄なこと？

終身雇用制が崩れつつあると、どこかで読んでからずいぶん経つ。医師の世界にはもとからその概念は薄い。初期研修、専攻研修をどこで行うかをそれぞれ選択し、その後も年単位で勤務先を探していくのが一般的だからだ。その結果どうなるかというと、良く言えば自分のキャリア形成に積極的な若者たちが、異動の季節になると妙にギラギラした目をするのであった。一般社会もこうなっていくのかと思うと、複雑な心境だ。

専攻研修が始まって二週間目の彼は、僕の部屋に入るとこう要求した。

「ここでは僕の腕は鈍ってしまいます。もっと忙しい病院に異動させてください」

彼が医師になって最初の二年間研修した大都市の病院は、救急車が年間八千台以上やって来る、とても忙しい病院だった。うちの大学病院も県内では多いほうだが、何しろベースになる人口が違う。症例の件数が少ないのが物足りないのだろうが、今のタイミングでは異動は難しい。来年の異動では希望に添えるようにするからと、なんとか説得した。

憮然として部屋を出て行く彼の額には「こんな田舎の大学病院での一年は無駄だ」と

いうテロップが出ていた。

十年が経った。彼からメールが届いた。

「どこで働くかを決めるには、さまざまな条件があります。どんな役職をいただけるか、報酬や病院の立地やネームバリュー、プライベートな時間を有意義に過ごせそうか、そして報酬です。もちろんこれらに優先するのは、医師としての本質を追求できるかどうかで、その意味で専攻研修の最初の一年をF大学で働くことができたのはとても有意義なことでした。〇〇病院や□□病院のような忙しい病院で、〝仕事をこなす〟ことを知ってしまう前に、自分が理想とする医師像とは何かを考えたこと、ゆくゆくは地域医療を実践しようという動機につながったことがその後の自分の進む道を決めました」

医師が覚えなくてはならないことは山ほどある。しかもそれは年々増加している。どうせ一生勉強なのだからと開き直るのではなく、自分が目指す高みに至るためには登る足を休めてはいけないと考える人たちは、とてもまじめで誠実なのだ。

僕自身も若い頃は、早く、ひとかどの医者になりたくて、とにかく前に前にと進もうとしていた。前しか見ていないから、いきおい視野は狭くなる。先輩や上司の助言は、僕にとっては、視野の範囲外のとんでもない方向からやってきて、かつ、あり得ない方向を向けという意味不明の宇宙語でしかなかった。

骨折り損に思われた研修からも学びがあったと気付いたのは、自分が教える立場になってからだ。だがそれも通過点でしかなかった。いつしか、あの研修こそが自分の医師としての核を作るきっかけだったと振り返るようになった。今では無駄なことなど何もないという結論に至っている。

メールをくれた彼はその後、救急患者をヘリコプターで搬送しなくてはならない南の離島の診療を定期的に手伝ったりしながら研鑽を積んだ。今は半径数十キロに一人の医師もいない、北の診療所で働いている。

振り返る　自分を育てた　回り道

泣く子

機内ではずっと子どもが泣いていた。両親や客室乗務員があの手、この手でなだめてもなかなか泣き止まない。ただ、驚いたことに周囲の乗客は誰一人として気にするそぶりはない。快適なはずがないのだが、皆顔には出さないで泣き止むのを待っているのだろう。さすが日本人は我慢強い、と思いながらまわりを見渡して気が付いた。僕以外は皆がイヤフォンを着けていた。

救急室の一角でずっと子どもの泣き声が続くことがある。症状による苦痛、これから何が始まるのかわからない不安、痛い部位を触られる診察、注射への恐怖……救急室には、子どもが泣くたくさんの理由がそろっている。カーテンやパーテーションで区切られた向こうは別の誰かのテリトリーだというのは、大人の約束事でしかないから、子どもは一向に頓着しない。痛いから泣く。怖いから泣く。力いっぱい泣く。だが、この泣き声というのは、人を妙に落ち着かない気分にするものだ。急かされているような、責められているようななんとも言えない気分。実際、気分だけでなく明らかに集中力がそがれる。フロアの、他の区画で診療中のスタッフたちも、同じ思いをしているのがよくわかる。

少しでも救急室で子どもを泣かせない手はないものか、たとえ泣かせてもできるだけ短時間にできないものか、と試行錯誤してきた。ここにその秘伝を披露しよう。

まず、いきなり子どもに近付かないこと。逆に、不安そうな眼をした子どもの場合には、自分が座っているキャスター付きの椅子を足で蹴って後退させ、わざと数メートル以上離れて見せる。手が届かない、つまりすぐには何かされることはないとわかれば、子どもの警戒心は少しゆるむ。よくやりがちな失敗は、間合いを詰めたままで声だけ優しくするというもの。子どもだからとなめてはいけない。こちらの魂胆はお見通しで、子どもはますます警戒してしまう。

遠い距離のまま問診を行う。笑顔で、あたかも世間話をしているような調子で、母親に詳細な話を訊いていく。うまくリラックスした雰囲気を作ることができれば、成功だ。子どもが交互に母を見たり、僕を見たりするのは、泣くタイミングを逸したしるし。できるだけ子どもと視線が直接合う時間を短くして、あくまで母親と親しそうに話がはずんでいるような演出をしながら、そろりそろりと椅子を近づける。

子どもの近くに来てもいきなり触らない。「コンニチワー、先生はこの病院で一番優しいお医者さんですよ～」と挨拶して、言葉でのコミュニケーションから始める。お決まりの名前や年齢を訊きながら、靴、靴下、ズボンなど目線が下にいくものを大袈裟に褒める。なぜ目線が下にいくものかというと、それを見るために子どもがさっと下を向くことができたら、発熱や頭痛、嘔吐が主訴でも頸部硬直なし、髄膜炎ではないだろうと判断できるからだ。

さて、いよいよ診察に入る。焦っていきなり触るのはNG。触らないでできる診察から始める。「バンザイできるかなー」「お星さまキラキラできるかな～」と自分もやって見せて、子どもが真似るかどうかを見る。左右同じ動作ができるかどうかと、腕の上げ方で患部の場所と程度をおおまかに把握する。足の状態を知りたいなら、「足ブラブラできるかな～」とやる。お母さんの膝の上でラジオ体操の一部をさせるのも使える。できたら必ず大袈裟に褒める。

身体に触るときは、まず握手をする。「ハイ、センセイとアクシュ。ハジメマシテー」ここで注意するのは、必ず患児の手を下から握ること。上からつかむと、一気に恐怖心を呼び起こすことになり、これまでの努力が水の泡になってしまう。

痛い部位からはできるだけ遠いところから診察開始すること。一つ一つ泣かずにできたら必ず褒める。

母親から離してベッドで診察することは極力避ける。母親から離されるだけで泣き出すし、ベッドに寝かされたらほとんどの子どもは泣いて暴れてしまう。喉を診る、耳を覗く、まぶたを裏返す、痛いところを触る、つまり泣きそうな診察は最後にするのがポイント。

こうして最後の最後にとっておいた、泣きそうな診察を始めるときは、まずこう宣言してしまう。「泣いてもいいよ、泣いても先生は絶対に怒ったりしないよ、大きな声で泣きなさい。これが泣かずにできる子はいないからね。泣いてもいいから暴れないでね。暴れるとケガしちゃうから」笑顔は絶やさず、でも動作は迅速に、テキパキと済ませる。


さて、ここまで順調だと、かえって喉を診る診察は難しい。なぜか。

他の診察は泣かないほうがやりやすいのだが、喉を診る診察だけは泣いてくれたほうが、喉の奥まで見えるような大きな口を開けてくれるので都合がよいのだ。

だから「これだけはね、泣いたほうが診やすいんだ。さあ大きな声で泣きなさい」と言うのは、実は本音。だがこちらが本音を言っても、言うことを聞いてくれるかどうかはわからないのは大人も子どもも同じ。というか、バンザイや握手ですっかり仲良くなっているので、にこにこと僕の顔を見るばかりになってしまう。まあ、百パーセント思い通りに進むことなど、人間相手にはしょせん無理なのさ、と自分を慰めている。いい方法があったら、どなたか教えてください。

診療の終わりは、泣かずに頑張った子どもをちゃんと褒めてあげること。母親にも「良い子に育てましたね」と褒めるのをお忘れなく。

先日、テレビを見ていたら、仔馬に触りたいときには、まず母馬を優しくなでて、母親がそれを受け入れているところを仔馬に見せることから始めると説明していた。自分がいつの間にかこれをしていたのだと驚いた。

泣かさずに　子を診て親を　褒め上手

最良の選択とは

　救急室に来た患者さんは激しい胸の痛みを訴えた。急性心筋梗塞の初期症状だ。担当医にすぐ連絡した。長年診てきた心臓専門医はすぐ救急室に現れると問診から始め、心電図、血液検査、心エコーと、これまでの経過と比較しながら慎重に診察し、やはり心筋梗塞が差し迫った不安定狭心症だという結論に達した。そして最後に、彼は患者さんやご家族と入院するかいったん帰るかについて相談を始めた。話し合いは長く続き、結局入院せずに自宅に帰ることになった。

　当然入院すると思っていたので、帰宅という決定を聞いて僕はかなり驚いた。確かに今は症状が消えてはいるが、帰宅後、いや早いと帰る途中にもっと激しい胸痛が再度出現し、病院に戻るまでに心肺停止するかもしれない。不安定狭心症とはそういう怖い病気で、専門としている彼自身がどの診療科の医師よりよくわかっているはずだからだ。腑に落ちない気持ちだったが、僕たち救急医は主治医と患者さんとご家族が話し合って決めた決定には従う立場なので、そのまま彼らは帰宅していった。

　翌朝出勤すると、案の定、明け方に心肺停止となって救急搬送され、先ほど亡くなったという。もちろん昨日診た主治医も呼ばれて自宅から救急室に来ていた。僕は大変なことになると思った。裁判を起こされると思ったのだ。

ところが、遺族が主治医を責める気配はない。逆に頭を下げて御礼を言っているようだ。僕は少し近付いて聞き耳を立てた。「先生に診ていただいていなかったら、前回かその前の発作で死んでいたでしょう。あのとき、二回も助けていただいたから今日まで生き延びたのです、先生、どうか謝らないでください。私たちは先生に感謝することはあっても、恨むことは何もありません」と言う声が聞こえた。

僕は昨日の話し合いを思い出した。入院するか自宅に帰って様子を見るかの判断は、主治医が一方的に決めたのではなく、患者さんやご家族の希望を訊いてしっかり話し合っていた。この主治医は皆でリスクのある決定をシェアしたのだ。だから彼らは納得してこの状況を受け止めている。

大きな決断のときこそ医師のサポートは重要だと思う。まず患者さんとそのご家族には希望を遠慮なく言ってもらう。医師は専門的な立場から意見を述べる。文章にすると簡単だが、ここに大切なポイントがある。医師が医療の不確実性や人間である医師の能力の限界、全ての可能性を予測することはできないことを余すことなく伝えて、皆でリスクとメリットを話し合って決める（Shared Decision Making）。これができれば医事紛争はかなり少なくなるはずだ。

僕自身は医事紛争の当事者になったことはないが、裁判の手続きのなかで専門家として第三者の立場で意見を言ってほしいという依頼を受けることがある。ひと言で医事紛争といってもさまざまなケースがあるが、共通しているのは双方ともに深く傷付くことと、解決に膨大なエネルギーが費やされることだ。そのエネルギーが事が起こる前に発揮されていたら……と思うことも少なくない。

医学も他の分野同様、研究を進めながら実用化が行われているものだから、悲しいかな万能ではないし、同じ病気が必ず同じ経過をたどるとも限らない。

他人が決めたことで良くない結果になると、禍根《かこん》を残す。

自分だけが決めたことで良くない結果になると、後悔のもとになる。

何が最良の選択かは患者さん一人一人で違う。悩み迷いながら模索をするしかない。そして医師はマラソンの伴走者のごとく、併走しながら正解のない答えを探す手助けをする。

状況は常に変わる。心も揺れる。最良の選択探しは、常に更新されなければならない。常に。あの医師とご家族はそれを最後まで諦めずに行っていたのが、今も強く心に残っている。

決断の　重荷を供に　背負いつつ

訊きやすい先輩

「先生、一つ訊いてもいいですか？　他の人に訊けなくて」と新人看護師が小さな声で質問してきた。「どうしたの？」「H先生の口頭指示で、点滴の中にボスミンを混注するように言われたのか、ホスミシンを混注するように言われたのか、早口ではっきり聞き取れなかったんです」と困り果てている。

新人看護師や研修医が投薬の種類や量、投薬法を間違えて患者さんが亡くなる不幸な出来事が報道される度に思う。彼らはきっと誰かに訊いて確かめたかったはずだが、そのときになんでも訊くことができる先輩が近くに居なかったのだと。新人が大失敗を引き起こすときは、訊いて確認ができなかったときである。

そして一大事が起きてから、彼らは必ず先輩や指導者に、どうして訊いて確かめなかったのかと責められる。実はそのとき、彼らは心の中で叫んでいるはずだ。「確かめたかったけど、貴方がそんなふうに怒鳴る怖い人だから、訊けなかった……」と。

新人が犯す不幸な間違いを減らすために最も大事なことは、気軽に訊ける先輩、指導者の存在だと思っている。気さくでユーモアがあり、いつも微笑んでいて、後輩に優しく接していれば、彼らは不安なときに確認を行うことを恐れない。

指導医を養成する講習会で研修医と指導医とを対面させて自由討論をしていたとき、こんな場面があった。指導医の一人が研修医に向かって「どうして君らは現場でもっとガンガン質問して俺たちに食らいついてこないんだよ！」と強い調子で言った。ほとんどの研修医たちは下を向いてしまったが、やがてそのうちの一人が恐る恐る言った。「先生のそういう言い方が怖くて、質問できないんです」と。その指導医は面食らった顔をして言葉を失った。彼は自分ではごく普通に話しているつもりだったのだが、研修医や新人看護師には怖い印象を与えていたことを初めて知ったのだ。

僕は学生や研修医の講義のときは、できるだけ訊きやすい雰囲気になるよう心がけている。診療の現場でも、救急室の一角に癒し系のオブジェのように座っている。そうしていれば彼らが現場に新人として登場したときに、僕にはなんでも訊けると安心して近づいてきてくれる。

「その患者さんはどんな症状なの？」と訊き返すと、「高熱と腹痛、それに下痢です」と答える。「それならホスミシンに間違いないよ」と言うと、彼女は「わかりました」とホッとした表情になった。「ボスミンを点滴の中に入れるとね、脈が速くなって、血圧が上がり、不整脈で危険な状態になるから気を付けてね」と付け加えると「先生、もしかして私、とんでもない馬鹿な質問をしたんですね！　誰にも言わないでください！」と慌てたので、「大丈夫、大丈夫、心配しないで、僕は口が……軽いから」とおどけると、彼女もつられたように笑った。そして慎重にホスミシンを準備し始めた。

新人や後輩がなんでも訊ける環境を作っておけば、必ずミスが減る。彼らのミスの事後対応をするのと、ミスを事前に防ぐことと、どちらがよいかは言うまでもないだろう。最後にひと言。守られていない新人が患者さんを守れるはずがない。

訊きやすい　先輩防ぐ　部署のミス

レストランのデザート

その夜、僕は部署の若い人たちと夕食をともにしていた。食後に何か甘いものを頼もうとウェイターを呼ぶと、彼はメニューではなく、びっくりするほど豪勢なデザートを捧げ持って来た。盆の上に花が咲いたように見えた。間違いではないかと訊くと、間違いではないと言う。シェフの指示なのだと言い添えた。ますます訳がわからない。そこへ、控えめな微笑みを口元に浮かべたシェフが奥から現れた。

先生は覚えてはいらっしゃらないでしょうが、と彼は切り出した。僕は心の中で小さく、はい、とつぶやく。彼はどうやら、僕が関わったことのある患者さんらしい。その節は助けていただきありがとうございました、と彼は言葉を続け、襟の詰まった白い服ののど元をくつろげて、前頸部の傷を見せた。数センチのその傷は、紛れもなく気管切開の傷跡で、彼が人工呼吸器による治療を少なくとも一週間以上受けたことを示している。

自分の店を持ってみたが、うまくいかなかった。あれよあれよという間に膨れ上がった借金に絶望して、自殺を図った。生死の境をさまよったが、なんとか一命を取り留めた。その主治医が僕だった。彼の話を要約するとこうなる。

だが、申し訳ないが思い出せない。こんなときは姑息だが、「ああ、そうでしたね」と受け、相槌を打ちながら糸口を探るという秘策（？）がある。いつもはかなりの成功率を誇るのだが、このときはうまくいかなかった。ここからは自己弁護になる。まず、一般外来の患者さんは、自らの意志と足でやって来るが、救急室の患者さんはそうではない。おおかた、他人によって担ぎ込まれる。動いている人と、人事不省に陥った人とでは全く印象が異なるのである。ええ、でも、主治医だったのですよね？　どこからか読者の方々の声が聞こえる。然《しか》り。救急車が到着すると、僕は一刻を争う応急処置を救急室で行い、集中治療室に移った後は、泊まり込んで治療するのが常だった。

では二つ目の言い訳。不思議なことだが、救急室に勤務していると、似たシチュエーションの患者さんが続くことがあるのだ。確かある時期、殺虫剤による中毒は何件か続いたことがある。あの何件かのうちの一人が彼だったのだろう。

最後にシェフは言った。「退院のときに、先生からいただいたひと言が立ち直るきっかけになりました。先生は命の恩人であるだけではありません。人生の恩人なのです。ですからこれは、ほんの心ばかりのお礼です。どうぞ召し上がってください」と。

超豪華版のデザートと、シェフの言葉は、僕の株をいくらか上げたようだった。自分もあのように感謝される医師になりたいと、その場で言ってくれる後輩もいた。しかし僕は面映ゆい。彼らの年の頃、僕はなかなか優しい医師になることができなかった。優しいどころか、嫌味な医師ですらあった。医師の目から見れば軽い症状で来ると「どうしてこのくらいの症状で救急室に来るのか」、朝から痛みがあったのに深夜になって現れると「なぜ日中の外来に来なかったのか」、さらには「明朝の外来まで待てないのか」「救急室は夜間診療所ではない」とつらくあたることさえあった。患者さんからクレームをいただいたこともあった。医師にとっては大したことではなくても、医学知識のない患者さんやご家族がどれくらい不安になるか、また同じ症状でも昼より夜には不安が倍増することを思いやる心のゆとりがなかった。日中の外来に来ることができず夜間の救急室を訪れる理由を、想像してあげる思いやりがなかった。

忙しい救急病院で初期研修を行い、徹底的にしごかれた自分は、できる医師になったという驕りがあった。これは医師に限ったことではないが、仕事ができる人間は、いや正確には自分は仕事ができると思っている人間は、他者に優しくないように思う。特に、辛酸の経験があまり多くない時代に、より直截に現れる気がする。人間として成熟しないうちに知識や技術だけを急速に習得すると、相手の心情に鈍感になってしまうのだ。と、書いて気付いた。鈍感なのではない。どこかでわかってはいる。ただ、おのれが直面している目の前の問題の大きさに比べたら、とりあうほどのものと思えなくなってしまうのだ。

ひとのこころは難しい。自分のことは自分が一番よくわかっているとよく言われるが、自分の気持ちもよくわからないことさえある。まして他人の胸の内など知ることができようか。

開き直れば楽になる。自分は仕事ができるのだという自負が加勢をする。こちらはよい医療を提供しようと頑張っているのに、協力的でない相手ばかりに非があるように思えて、恨めしい気持ちさえ湧いてくる。そうして僕は優しくない医師になっていた。気付くのには時間がかかった。いくつもの、とてもつらいことと、反対にとてもうれしいことやありがたいことに遭遇して、自分のなかで消化するだけの時間がかかった。

シェフが退院するときに僕が言った、彼の人生を変えるひと言がどんなものであったのか、後輩たちは聞きたがった。忘れてしまったよ。僕の答えを、彼らは半ば信じ、半ばは照れ隠しと受け止めた。

そう、大切なのは、医師の言葉は重いということなのだ。誰かを救うこともできるが、逆にひどく傷付けてしまうこともあるかもしれない。患者さんは僕たちに感謝を告げるけれど、同時に、自分ではそれとは知らずにとても大切なことも気付かせてくれている。彼らも、それに気付くことができる医師であってほしい。そう願いながら、思いのこもったデザートを口に運んだ。

デザートに　感謝の花が　咲き乱れ

大学教授ができるまで

「わかりました。大学病院に異動します」やっとの思いで言うと、K教授は「では、お帰りいただいて結構です」とドアを指した。時計の針は夜の十一時を大きく回っていた。空腹は限界に達しており、僕は心の中で「ご馳走するという夕食はどうなったのだ！」と叫んでいた。K教授宅の応接間に入ったのは七時だったから、約四時間の抵抗もむなしく、僕は陥落したのだった。

そもそもその夜は、K教授の奥さんから「お世話になったお礼に食事をご馳走したい」と言われて招かれたはずだった。ところが待っていたのはご馳走ではなく、三人の大学教授だった。部屋に入ると、彼らは出口をふさぐように陣取った。退路は断たれた。

謀られた、と悟ると、なぜか自分が城攻めを受けている戦国武将のような気になってきて、こんな妄想をした。

寺澤城を取り囲む軍勢は、三方向から代わる代わる、大学病院に来るようにと攻撃をしかけてくる。わが軍の将（僕のことである）も、兵（これまた僕である）も、獅子奮迅の働きを見せたが、兵糧攻めによる士気の低下は如何ともしがたく、次第に劣勢となり、子（ね）の刻、ついに城は落ちた。のちに「寺澤城夏の陣」と呼ばれる戦いであった。

思えば、彼ら三人は長期戦に備えて、しっかりと腹ごしらえをしてあったに違いない。一方僕は、お呼ばれだというので、腹ごしらえどころか、昼食は軽く蕎麦一杯で済ませた。勝敗は始まる前から決していたのだった。

数カ月前から不穏な動きはあった。F医科大学に異変が起きていた。救急医が総辞職するという。大学としてはなんとしてでも穴を埋める必要があった。白羽の矢が立ったのが僕だった。幾度となく異動要請が行われたが、なかなか首を縦に振らないのに業を煮やして、先述の城攻めとなったと思われる。

F県立病院でたった一人から救急部を立ち上げ、十年を費やしてようやく軌道に乗ったところだったから、またあの苦労をするのかと気が沈んだ。いや、いったんは存在した部署がうまくいかずに、もぬけの殻になるのだから、何もないところから始めるよりは何倍も難しい仕事になる。正直、気が進まなかった。何より口惜しいのは大学病院の臨床研修をともに批判してきた同志たちから「教授の椅子に目がくらんだ」と言われることだった。そんな安い料簡のもち合わせはない。それなのになぜ引き受けたのか。

自分が批判してきた大学の臨床教育を変えるチャンスがそこにある。改善に取り組みもしないで批判だけするのは、卑怯なヤカラのすることだ。そんな気がしてしまったのだ。筋を通さなければ気が済まない意気地に、無鉄砲さが背を押して、まんまと火中の栗を拾いに入ることになったのは平成十一年十一月一日と一が五つ並んだ日だった。「一からのスタートじゃ」と神様のお告げがあったから、ではない。例の総辞職が十月末だったのだ。

翌年に救急医学講座の教授になった。四か月は試用期間だった、のではない。大学というところは年度が変わるまで新しいポストを作ることができないのだ（前任者たちの最高位は助教授だった）。

医学部の教授と聞いて皆さんが思い浮かべるのは、白い巨塔だろうか。あるいは大名行列のような教授回診かもしれない。しかし、なにしろ救急部は総辞職の直後である。新米の教授のほかは、他科から来てくれた奇特な若者がただ一人付き従うのみ。行列などなりようがない。

白い巨塔でも大名行列でもないとすると、なんだろう。そう、あれは例えて言うなら、コンビニエンスストアや外食チェーンの店長に似ている。なにしろ夜勤だらけなのだ。常勤医師の頭数が徹底的に足りないから、月の半分近くは当直だ。学位がなく、専門誌への英語論文掲載実績もなく、学会指導医の資格ももたない、無い無いづくし教授は前代未聞と言われ、シンデレラストーリーと呼ぶ人もいたが、実態は、シンデレラにはハードワークが付きもの、というオチだったりする。

僕が救急医となったのは、ホテルのディナーにつられたのがそもそものきっかけだった。今回、この稿で大学病院の教員になったいきさつを書いた。前述のとおり、教授夫人の手料理につられたのが、職場を移るきっかけとなった。どちらも今から振り返れば、間違った選択ではなかったが、人生の大きな転機を左右したのが食欲だったとは、かなり恥ずかしい。進路について、後輩諸君からこれまでたくさんの相談を受けてきたが、そんなわけで運命の扉は突然、思いもかけない方向に開くので、皆さんの参考になるかどうかは、甚だ心許ない。

最後に付け加えると、あの日、K教授宅の応接間でふるまわれたのは、たった二杯のオレンジジュースだった。

招かれて　ジュース二杯の　宴かな

今、見えているもの

ある日、出勤すると、外来の空気が緊張していた。皆の視線の先には一人の女性。症状を尋ねる医師に、攻撃的な返答をしている。目つきも鋭く、全身で戦いを挑んでいるかのように見える。

応対をしていたA君は、僕に気付くとSOSのサインを送ってくる。わかった、と目で答えて交代した。途端に、今度はあんたか、という敵意がこちらに向けられて少しひるんだ。

極力動揺を隠して診察を始める。年の功とは動揺しなくなることではない。動揺を隠すのがうまくなることだ。

こちらからは質問を少なくして話したいように話してもらった。すると、まず一昨年受けた開腹手術でガーゼを置き忘れられた話が始まった。腹痛や発熱で苦しんだこと、取り除かれるまでに半年以上もかかったことなどが語られた。なるほどそこから今日来院した理由につながるのか、と思いきや、続いて話題は彼女の父親の話になった。入院先の病院で点滴の間違いがもとで亡くなったのが一年前。現在も和解に向けた調整を行っているという。

「一年半の間に、こんなことが二つも重なると、たいていの方は医療不信になりますね」独り言のようにつぶやくと、キッとこちらを見据えていた目元がゆるみ、ほろほろと涙がこぼれた。「お医者さんにそんなふうに言ってもらったのは初めてです」とうつむいた。

おさまるのを待って「落ち着きましたか？」と訊くと、彼女は、「はい」と小さく答え、顔を上げた。表情が和らいでいた。

しばらくその場を離れていたA君は、ごく普通の調子で診察が行われているのを見て、僕が魔法でも使ったかのように目を丸くしていた。でも僕は話を聞いただけで、特別なことは何もしていない。

会話は言葉のキャッチボールによく例えられるが、それは表に現れるやりとりのことであって、表に現れない部分は呼吸に似ているような気がする。呼吸ではしっかり息を吐き切ることができれば、次に吸う息は深く大きく吸うことができる。同じように、会話では心のわだかまりをしっかり吐き出せれば、相手の言葉にも耳を傾けることができるようだ。彼女は最初、胸につかえているものを全て吐き出せていなかったから、こちらの問いかけにもうまく応じることができなかったのだろう。

サビの部分で、「わかっちゃいるけどやめられない」と歌い上げる、大好きな曲がある。僕はお酒が飲めないので、好物の粒あんのお菓子を食べ過ぎてしまったときに、淡い後悔とともにこっそり口の中で歌っている。わかっちゃいるけどやめられないことは確かにたくさんある。でも、わかっちゃいるけどできないことも、同じくらい多い。大切だとわかっていてもできないことの筆頭は相手の話をきちんと聞くことではなかろうか。人は話すことに比べ聞くことが苦手な生き物だと思う。

こんなトラブル事例がある。

蜂に刺され、救急車を呼んで病院へ来た人がいた。

担当した医師は、「こんな些細な蜂刺されなのに、なぜ救急車を呼んだのか」と言った。なぜで始まる質問は、質問の体をとってはいるが実質は非難である。責められたと受け取った患者さんは怒った。刺された直後にアレルギー反応が起きたので救急車を呼んだのに、と。蜂刺されのアレルギーは、重篤な場合、死に至ることもある。幸運にもこの方のアレルギー反応は軽快し、病院に着くころには、「些細な蜂刺されに見える状態」になっていた。

これは米国の救急室で起きたトラブルを紹介した本※に掲載されているのだが、解説には、全てを理解することは全てを許すこと（To understand all is to forgive all.）というフランスの古いことわざ（Tout comprendre c'est tout pardonner.）が引用されている。原語のpardonnerを、forgive「許す」としたのは一般的な訳だが、僕には若干の違和感がある。日本語で許すというと、許す側の明らかな優位を感じるからだ。許すよりは受け入れる、あるいは認めると言ったほうがしっくりくる。

もし、救急車を要請したことを受け入れて最初から詳細に経過を訊けば、患者さんを理解することができた。善悪判断が先になると、見えなくなってしまうものがある。まず受け入れる。あるいは、善悪判断や感情を保留する。これでトラブルはかなり避けられるだろう。

今目に見えているものが全てではない。そればかりか、見えているものが、今は見えていない事実を覆い隠しているのかもしれない。一見クレイマーに見える患者さん、パッと見は些細な蜂刺されに見える患者さんのエピソードから学ぶものは大きい。

かもしれないという視点は、医療の現場では思わぬ解決の糸口につながることがある。今見えているのは、診断の決め手になる局面ではない。そこに気付くことができるかどうかが、生死を分けることもある。

想像力とは、僕たちにとっては荒唐無稽な話を紡ぎ出す力ではなく、問診力、診断力、決断力につながる、欠くことのできない力と考えるが、どうだろうか。

苛立ちを　抑えて訊けば　寄り添える

※ＥＲ・救急のトラブルファイル（Case 10）、著：Frank J. Edwards、監訳：太田凡、訳：中村陽子、メディカル・サイエンス・インターナショナル、二〇〇七年

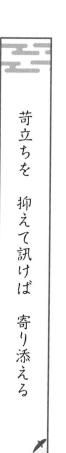

吊し上げカンファランス

新人医師教育の一つにカンファランス（症例検討会）がある。研修医が経験したある患者さんの診療を振り返り、先輩医師たちがアドバイスをするというものだ。この症例検討会が原因で、研修医がうつ状態になることがある。先輩医師たちに強烈な洗礼を受けて落ち込んでしまうのだ。人呼んで「吊し上げカンファランス」、またの名を「犯人捜しカンファランス」。研修医たちはこの日が迫ると恐れ慄いて眠れぬ夜を過ごすことになる。

発表する研修医に強烈なカウンターパンチを放つのは、短気で怒りっぽい筋金入りの猛者たちだ。体育会系よりもさらに激しい格闘技系であることから、僕はひそかに武闘派と呼んでいる。若い頃、先輩医師からそのように育てられたので、彼らにとってそれは普通のことなのだ。「なんで最初にもっと酸素投与をしなかったんだ！」「どうしてもっと最初にたくさん輸液しなかったんだ！」「どうしてもっと早く指導医に相談しなかったんだ！」という具合である。

自分の後継者となる医師を得られずにマンパワー不足で苦悩している部署や病院を見

かける。彼らに共通していることは、この「吊し上げカンファランス」、「犯人捜しカンファランス」の悪しき文化を続けていることである。実に勿体ない。

新人医師たちは診療中にひどい緊張感で消耗するので、診療中ではないカンファランスなどの時間は、ストレスをできるだけ少なくしてやるべきだと思っている。僕は新人医師とのカンファランスで以下のことを守っている。

一、研修医自身が最初に診療した患者さんを提示してもらう。

最初に患者さんやそのご家族からしっかり話を訊く訓練を重要視しているからだ。どう考えて何を訊いたのか？　その情報からどう考えたのか？　を一緒に振り返るようにしている。症状が出てから病院に受診するまでを、まるで映画を見ているかのように把握できる訊き方が理想だと思っている。

二、冷や汗をかいた事例や、つまずいた事例を提示してもらう。

失敗からのほうが学ぶことは大きい。経験ある医師とは、多くの失敗の経験がある医師のことだ。新人医師たちが一人前の医師になるには彼等だけの失敗経験では不十分である。他人の失敗経験をも見聞きして自分の糧とするべきなのだ。

三、救急室での対応を時間経過に合わせた提示をしてもらう。これによって、参加者も疑似体験できる。その時々にどう考えたかを披露していただき、先輩医師たちが同じような状況でどう考えるかを話して、若手医師と熟練医師の考え方の違いを参加者全員が学べるようにできる。

四、救急室の初期対応に集中して意見交換やアドバイスをする。入院治療は各科専門医に委ねられるのが普通である。将来いろいろな専門領域に散って行く研修医は全てを知る必要はない。むしろ、どのタイミングでどの専門医にバトンタッチしなくてはならないかを全ての新人医師が学ぶべきなのだ。だから救急室の初期対応だけに限ってじっくり振り返りをする。

五、終始、笑顔でユーモアを使い、発表者を追い込まない。うまくやれなかった事例を反省しながら提示している勇気を称えるべきである。すでに反省している者の傷に塩を塗るような行為は医師のやることではない。それによって発表した医師が心を壊すのを何人も見てきたからだ。医師の言動によって病が引き起こされるなどあってはならないことだ。したがって、発表者を追い詰める「なぜ○○しなかったのか？」「なぜ○○してしまったのか？」となぜで始まる質問は御法度である。「○○しなかったのはどうだろうね？」「僕なら○

〇しないで◇◇したかなあ」と言い方を工夫している。

このような症例検討会を続けたことで多くの門下生に恵まれた。寄る歳の波に勝てず体力、気力が衰える今の時期にもなんとか頑張ることができているのは、多くの後輩が自分を支えてくれているからである。

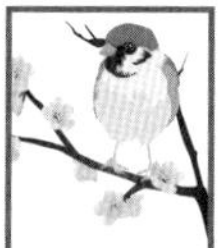

和やかな　カンファで増える　入門者

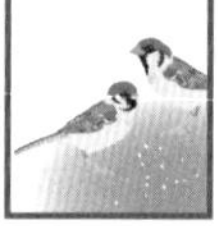

紹介状と返書

「先生、この紹介状を見てくださいよ。おかしいですよね」と研修医君がのたまう。すぐそばに患者さんもご家族もいるので、僕は不整脈に襲われそうになる。制止する間もなく、「診療所を受診したのが午前十一時なのに、どうしてこの病院への紹介が午後五時なんでしょうね。この診療所、レベル低すぎません?」と続けた。不整脈にめまいが加わった。

なぜ紹介が午後五時なのか。大学病院以外に過疎地の小さな病院と、小さな小さな診療所でも働く僕にはだいたい想像がつく。おそらくこんなストーリーだ。

長寿花子さん(仮名)は、朝からなんとなく体調がすぐれなかった。でも一人暮らしで離れて暮らすご家族に相談するでもなく、迷っているうちに家を出るのが遅くなった。やっぱり診てもらおうと心が決まり、近くの診療所に着いたのは午前の受付終了の少し前。医師は診療して、採血した検体をすぐ検査センターに送った。ここまでが午前中。検査結果がファクシミリで送られてくるのは午後。見ると結果がよくないことがわかる。大きな病院で詳しく調べましょうと花子さんに説明するも、なかなか承知しない。そこで作戦を変えて、ご家族を呼ぶことにする。なかでも連絡がつきやすい嫁子さん（仮名）が、あたふたとやって来るのが午後二時。説明で嫁子さんは了解するが、決定権は長男の太郎氏（仮名）にあるとのことで、嫁子さんの携帯から太郎氏に電話。太郎氏がつかまるのが午後三時。太郎氏に状況を話し、太郎氏と二人がかりで口説き、大病院への移動を花子さんに納得してもらうところで、もう三時半になる。どこの病院に行くかを相談し、紹介先が決まるのが四時。先方に受け入れの了承を得て、出発の準備が整うのが四時半。救急車での到着は五時になってしまう。

医者の仕事のほとんどは紹介に費やされる、と言えば過言になるが「その医師の午後はほとんど紹介のために費やされた」となると、このようによくある話になる。ここに挙げた例は小さな診療所から大きな病院への紹介だったが、もちろんその逆もある。急性期の患者さんが軽快したら地元の小規模な医療機関に転院するのだが、転院がうまくいかないと、あっという間に救急病院の入院ベッドは満床になり、救急の患者さんを断らざるを得ない状況になってしまう。地域のセーフティネットが崩壊する危機にまで発展してしまう。

小さな診療所から大病院へでも、その逆でも、もとより紹介元と紹介先には上も下もない。だが、どうかすると、お願いする側のほうが弱い立場のように思われることがある。それは、そのとき一回限りの場面を切り取って見るからそう見えるのであって、時が経てば紹介元は紹介先に、お願いされたほうはお願いする側にまわることにもなる。

であれば、医者になってできるだけ早い時期に両方の立場を見ておいたほうがいい。相手の身になって考えるなどと言うけれど、実際は、ひとは自分がその立場になってみないとわからないことが多いからだ。

今の研修制度のなかでも双方を見る機会は作ってあるのだが、いかんせん期間が短過ぎてせっかくの機会を生かせていない。真《まこと》にもったいないことだと思う。

紹介は難しい。傷病だけを見ていてはできない。人間そのものに向き合わなければならない。またアプローチの手段も、電話やファクシミリだけでなく書面をしたためる慣習があるのが、若者たちにはハードルが高いようだ。紹介元からは紹介状を出し、紹介先からは返書と呼ばれる第一報を書くことになっている。

僕は自分自身の反省を込めて言うのだが、なかなかいい紹介状が書けない。すぐに搬送しなければならない場合であればあるほど、患者さんの苦痛が伝わってきて気が急くし、手遅れになってはいけないと焦る気持ちで書くから、おかしな日本語になったりする。真の救急患者の紹介状は、後で読み返すとわれながら悪文だと思う。だから、自分が紹介状を受け取る立場のときは、そういう心構えで読むことにしている。

救急の　紹介状は　筆乱れ

返書は、指導医の監督のもとで研修医が書くことが多い。僕は最近、返書にひと言添えるよう指導し始めた。返書は報告書であるから、医学的な事実関係と経過が網羅されていれば不足はないのだが、読む相手も人間だからメッセージがあるかどうかで印象が変わる。すんでのところで、あわやという事態を回避したのであれば、「先生の適切な初期対応によって救命されたと思います」と書く。患者さんの感謝を伝えたいと思ったら、「先生の対応を患者さん、ご家族が喜んでおられました」と書く。相手を認め、良かったと思うことを伝えたいという気持ちで書くようアドバイスしたら、こんなひと言を添えることができる。おのずと、敬意のこもった一文になる。書き上がった返書を、研修医の先生方と一緒に読み返しているうちに、心なしか彼らの顔つきが優しくなったように見えた。

返書には　必ず一行　褒め言葉

ERグランパ

講演を終えた後の懇親会は、相談タイムになることが多い。この日の相談は、「僕は救急医志望なのですが、今勤務している病院には救急医がいません。自分はこの病院から奨学金をもらっている身なので、当分動くことができません。どうやって救急の勉強をすればよいのでしょうか？」というものだった。そこで、僕が若い頃出会った、「救急のおじいさん」の話をした。

トロントで始まった研修の記念すべき第一日目、僕はいよいよ研修が始まるのだと緊張しながら指示された病院に向かった。何はともあれ、最初に会っておきなさいと言われていたあるドクターのもとで一日だけ研修することになっていた。行ってみると、予想に反してその病院は古びていて大きくもなかった。僕はやや拍子抜けした。でも初日にとにかく会っておきなさいというからには、きっとすごい先生なのだろう。期待を膨らませて入った救急室も広くない。いや正直狭い。室内では僕とそう変わらない年代の医師が、救急患者の診察をしていた。傍らにいる、髪もひげも真っ白の老医師が、どうやら目指すドクターらしい。若い医師をにこやかに、穏やかに教えていた。

患者さんが途切れたときに、疑問に思ったことを訊いてみた。彼の年齢では、救急はジャンルとしても確立しておらず、体系化された教育を受けることもできなかっただろう。どうやって救急を学んできたのかと質問すると、「簡単だよ、患者そのものが教科書だから」と笑顔で言った。そして「すべての救急患者を断らないで診る。そして自分で責任をもって診ることができる場合には、自分ができる治療をする。自分の能力を超えている場合には、一番適切な治療ができる医師に救急室に来てもらう。そのドクターの治療を手伝うなかで、疑問点を訊いて知識を増やすことができる。それを続けていけば、教科書なんかなくても、ちゃんとした救急医になれるさ」と続けた。

たった一日だけの研修だったのに、彼は別れ際、痛いほど強く僕の手を握りながらこう言った。「救急患者を断ったら、自分が進歩しなくなる。それだけは覚えておきなさい」その日初めて見る、厳しい表情だった。最後に「地球の裏側から、よくここまで来たね。君はきっと良い救急医になれるさ、俺が保証する」と、まるで家族のように抱きしめてくれた。彼は、皆から「ERグランパ（grandpa）—救急のおじいさん—」と呼ばれ、尊敬を集めていた。まさに初日に会っておくべき人だった。

懇親会の相談者は僕の話を聴き終えると、「よくわかりました」と目を輝かせて、おいしそうにビールを飲み干した。

そう、設備の整った大きな病院でなくても、研鑽はできる。最新鋭でも、最先端でもない環境で「救急のおじいさん」は診療を続けていた。教科書がなくても、そばに先輩がいなくても救急医になることができる。患者さんが教科書だということを忘れさえしなければ。

遠い島国からやってきた若者に、あの老医師は祝福を与えてくれた。今度は僕が彼を祝福する番だ。「君はきっと良い救急医になれるよ」と握手した。そしていつか君も、誰かを勇気づける側になるんだよ。と、心の中でつぶやいた。

時は流れた。若手だった彼も、すっかり貫禄がついた。ずっと同じ病院で頑張って、今は彼が育てた後輩たちと一緒に、救急を続けている。「いつか」は思いのほか早く実現していた。Grandpa（おじいさん）になる前に、彼はあの老医師の教えを伝える存在になっていたのだった。

師の教え　伝えて弟子の　背中押す

人を変える

僕が週一回診療する過疎地の診療所に、二年目の研修医が次々とやってくる。一カ月だけの研修でいなくなり、次にまた別の研修医が登場する。日替わりならぬ、月替わりメニューである。目的は地域医療の研修ということになっている。決して彼らが望んだのではなく、国が決めた卒後二年間の義務研修の一つなのだ。

たいていの研修医は、「こんな診療所で得られるものなどない」とか、「この一カ月ここで骨休めして来月からの研修に備えよう」と思っているのがよくわかる。しかし時々、「こういう診療所でじっくり患者さんやそのご家族に向き合う診療をしてみたかったんです」と言う医師がいて、僕たちを元気にしてくれる。リップサービスかもしれないが。

大都会の総合病院で研修中の彼も一カ月だけこの診療所にやって来た。訊くと研修医全員でくじを引いて、自分が来ることになったと答えた。くじ運が悪かったのだと、落胆を隠そうともしない。将来の志望科を訊くと、「麻酔科です！」と答え、同時におでこに「だから診療所での研修なんて僕には意味がないんです」というテロップを流した。

僕は少し考えて、「それじゃ、今日は僕が今から診療する患者さんが明日、先生の全身麻酔で手術すると想定して、全身麻酔のリスクを考えてみよう！」と努めて明るく言うと、「ハイ！」と答え、「それならやってもいいです」とテロップが出る。一人一人、診察が終わると、彼が全身麻酔中に脳梗塞を起こしやすい可能性、術後肺炎を起こしやすい可能性、手術後に腎機能が悪化する可能性などを予想して話し、僕がそれにコメントする。快調に一日が終わった。第二週には交互に診察して同じことを、第三週は全患者を彼に診察してもらい同じような全身麻酔のリスクを話し合った。最後の別れの日に彼は「おかげで将来、自分が麻酔する場合の術前回診が楽しみになりました。同時に地域医療の大事さも少し理解できた気がします。ここに来てよかったです！」とうれしそうに御礼を言ってくれた。

「麻酔科志望でも、診療所に来たからにはちゃんと地域医療を学びなさい」と僕が型にはまった指導をしても、彼の意欲を引き出すことはできないと予想して、麻酔科志望の彼に役に立ちそうな全身麻酔のリスクを考えるという内容に特化させてみた。それは相手に変わってほしいと思ったら、自分が相手に合わせるように変わることが第一歩だからだ。彼は自分の将来に役に立つことならやってもいい、という気持ちで始めたが、最後には自分でちゃんと診療をして地域医療を学んで帰って行った。

まず自分　変われば人も　変えられる

ポリファーマシー（薬を五種類以上飲む高齢者）

僕が勤めている大学病院には、「初診相談外来」がある。ひと言で言うと、初めて利用する患者さんたちが、どの診療科に受診したらいいかをアドバイスする係で、総合診療部の医師が交代で担当している。

大学病院の長い待ち時間を耐えてようやく順番が回ってきたと思ったら、「これはうちの診療科ではない」と言われて別の診療科に回されるのでは、患者さんはたまったものでない。なかには、病院内でたらい回しに遭うことさえも珍しくなかった。でも、患者さんが自分で行くべき診療科を間違えずに選択するのは難しい。それで初診相談外来ができたのだった。

病院側も、無駄が省けて混雑緩和にもつながるメリットがある。なので、迷える子羊の方々だけでなく、確固たる意志をもって目標を狙い定めて来院した方にも、念のために初診相談外来を経由してもらうことにしている。

僕の担当日にやって来た老婦人の主訴は、原因不明の下痢だった。「一カ月も下痢が続くので、消化器内科で診てもらいたい」と言う。僕がいろいろ訊こうとすると、明らかにお気に召さないそぶりをされる。彼女は迷える子羊ではなく、目標狙い定めのクチらしい。市内の総合病院、近くの内科医院、そして整形外科医院の三カ所に通院中で、お薬手帳を見ると合計十二種類の薬を飲んでいる。薬から疾患を推測してみると、高血圧、不整脈(心房細動)、脳梗塞後後遺症、脊柱管狭窄症、骨粗鬆症、神経因性膀胱、便秘……と思われる。

薬のせいで下痢が起きているのかもしれないと、僕が疑っているのが伝わったのか、彼女は、神経内科から便秘の薬をもらっていたが、下痢が始まってからちゃんとそれを中止したと胸を張る。「なるほど、それは適切な判断でしたね」と、とりあえず褒める。「でも神経内科の先生が出してくれた下痢止めを飲めばしばらくは良くなるけど、やめるとすぐ下痢がぶり返すんです」と訴える。

不機嫌がさらに募りそうな気がしたが、「その総合病院の消化器内科には受診されていないのでしょうか?」と臆せず訊く。もちろん消化器内科で診てもらい、腹部超音波検査、腹部CTスキャン、そして大腸カメラまでしたが、異常なしだったと憮然としている。表情には、「だから大学病院の消化器内科で診てもらいに来たの。行先は決まっているの。あなたとこんなところで時間を無駄にしたくないの」とはっきり表れている。

しかし、これくらいのことでひるんでいては、初診相談外来は務まらない。彼女の苛立った視線をやり過ごしながら、お薬手帳を一ページ、一ページ丹念に見ていく。気分はシャーロック・ホームズ、いやかなりしつこいタチなので刑事コロンボかも。そして遂に犯人を発見した。整形外科の処方の中に便秘の薬が入っている。飲み忘れがないようにという配慮なのか、一包化されているために気付かず飲んでいたのだろう。

「整形外科の薬は欠かさず飲んでいますか？」と再確認する。「モチロン！」と顎を突き出す目の前に、「今も一日三回便秘の薬を飲んでいますよ」とお薬手帳のページを指さす。「マサカ！　ソンナハズナイワ！」彼女は、信じられないといった顔をして覗き込んだ。

たくさんの種類の薬を長い期間飲み続けるのは、あまりよくないだろうとは、実は誰もが気付いている。

ただ、現実問題として減らすとなると、なかなか実行には移されない。特に複数の医療機関や診療科を受診してそれぞれの担当医が処方を行っている場合は、減らそうという力が働きにくい。各々の医師にしてみれば自分の出している薬は決して多くないという意識があるし、他科の処方内容には立ち入らない。結果、僕が出会った老婦人のように、一人の患者さんに便秘薬と下痢止めが同時に投与されるようなことが起こってしまう。

また、薬を五種類以上飲んでいる高齢者は、かなりの確率でその副作用が出ていると報告されている。飲み始めたころは副作用が出なくても、年を重ねるごとに肝臓や腎臓の働きは低下するから、同じ量の薬でも代謝しきれなくなる。そうすると薬が身体にたまってきて、副作用が発生するようになってしまう。だから全身倦怠を主訴に受診してきた方の、十種類以上飲んでいた薬を数種類に減らしてみたら、元気になるというような例はとても多いというのが僕の実感だ。

さらに、高齢者の服薬管理は、認知症の場合を除いたとしても、問題があることが多い。老老介護をしている奥さんが、夫の薬を間違えて飲んで受診する場合もある。新しい薬が処方されてから二週間以内に具合が悪くなった患者さんではまず薬の副作用を疑うのだが、一人暮らしだった高齢者が施設に入所して二週間以内に具合が悪くなった場合も、薬の副作用を疑う。一人暮らしのときには時々飲むのを忘れていたために副作用をまぬがれていたのが、施設ではきちんと管理されて漏れなく服用するために、バッチリ副作用が出たという、笑えない話がよくあるからだ。

長期に薬を飲んでいる人の場合、どこかのタイミングで薬の整理を行ったほうがいい。一つのきっかけとして、薬剤総合評価調整管理料※という仕組みがある。これはおおまかにいうと、六種類以上の内服薬を整理して二種類以上減らすことができた場合に、診療報酬上で評価するというものだ。二〇一六年の診療報酬改定で新設された項目だから、まだ広く行われるには至っていないかもしれないが、今後定着が進めば、患者さんのためになると期待している。

「医師の最も重要な仕事は、患者に薬を飲まないよう指導することである」ウィリアム・オスラー

気を付けろ　クスリもリスク　高齢者

※ 外来の場合。入院の場合は「薬剤総合評価調整加算」という同趣旨の項目がある。

昏睡

それは手術室での出来事だった。全身麻酔が始まって数分経ったとき、麻酔のトラブルが発生し、患者さんは心肺停止に陥った。執刀するはずだった主治医は、即座に心臓マッサージを開始した。自分も何かしなくてはならないと思うが、新米医師だった僕は何もできずただ茫然と立ち尽くしていた。執刀医は、手は休みなく心臓マッサージをしながら、強心剤の投与を一定の間隔で指示する。その間に何度も「あ～、死なせてしまった～」と、大きな声で繰り返す。彼の声だけが手術室に響き渡っていた。やがて注射の効果か、心臓は動き始めた。呼吸も戻り、さらには自分で手足も動かすようになってきた。蘇生したのだ。手術は中止となり患者さんは病室に戻った。

その翌日、病室を回診すると、その患者さんは意識が戻り、しっかり話ができるまでに回復していた。担当医が昨日の経過を説明して謝罪すると、耳を疑うような言葉が返って来た。なんと、「先生、かなり焦っていましたねえ。あ～、死なせてしまった～！　あ～、死なせてしまった～！　って、何度も大きな声で言ってましたねえ」と言ったのだ。

あれが聞こえていたとは！　医師たちは驚いて顔を見合わせた。

なぜ、このようなことが起こるのか。心肺停止は、単なる意識消失とは全く違う。呼びかけて反応がないのは意識消失と同じだが、決定的に異なる点がある。心臓が停止しているため、血液が体中に循環しないのだ。血液が届かないと脳は充分な働きができない。血液が流れないと酸素を運ぶこともできない。体は亡くなった人と同じような色になる。僕たちはそのような意識レベルを昏睡と呼び、深く眠っているような状態だと考えている。昏睡は一時的なものかもしれないし、継続するかもしれない。こちら側の世界に戻って来ることもあるが、向こう側に行ってしまうことも多く、どちらかというと向こう側に近いほうの境目の段階だ。

このケースでは速やかに心臓マッサージを開始したので、ある程度の血液は流れ始めたが脳が必要とするだけの量には足りないため、心臓が動き出すまでは昏睡のままである。ところが、この患者さんはそのような状態であるにもかかわらず、手術室での会話が全て聞こえていたというのだ。心臓マッサージの効果は、脳全体に酸素を供給するには不十分だったが、脳の意識をつかさどる部位を機能させるくらいの血流はかろうじて確保できたということなのだろう。

「あ～、死なせてしまった～」と言うほどではなくても、医師は昏睡だと思うと、不用意な発言をしてしまうことがある。その一方で、看護師は昏睡であっても体位変換や痰の吸引などを話しかけながら行うことが多い。両者の違いはどこから来るのか。

前者は聞こえているはずがない、と断じ、後者は聞こえているかもしれないと希望をもっているのだろうか。職種による考え方の違いもあるかもしれない。しかしより大きい影響は教育によるものだろう。といっても看護師の教科書にそう書いてあるのではない。現場での経験や実感を伝える先輩の言葉が、彼らの行動を左右しているのに違いない。僕は彼らに敬意を払わずにはいられない。

五感のうち、最後まで失われないものはどれだろう。私見だが、味覚や視覚よりは、触覚や聴覚は今際《いまわ》の際《きわ》まで残るようだ。臨終間際、ご家族が手を握って、「これまでありがとう」とお礼を言っていることがあるが、あの言葉が耳に届いている可能性は、かなりあると思っている。だから僕は、心肺蘇生の最中でも早めに診察室に入るよう促すことにしている。ご家族が心から言う「ありがとう」の言葉は、旅立とうとしている人への、最後の贈り物になるからだ。

昏睡の　患者に優しく　声をかけ

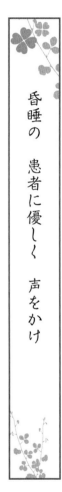

講義

講義が終わって廊下に出たところで、後ろから学生が追いかけてきた。彼女は息を切らせて、「祖母から、先生にお礼を言うようにと言われまして」と言う。「君のおばあさんには会ったことがないと思うけど、どうしてお礼を言われるのかな？」と訊くと、途切れ途切れの説明が始まった。

ひと月くらい前の深夜、東京で暮らす祖母から電話があった。頭痛が起きたので近くの病院で診てもらって、いつもの片頭痛の薬をもらったが良くならないという。彼女は僕の講義を思い出して、「突発・初発・最悪」を聴き出す質問をすると全て合致したので、朝まで待たずにＣＴスキャンのできる救急病院に行きなさいと指示した。結果、脳動脈瘤破裂によるクモ膜下出血と診断され、手術も成功して元気に退院したとうれしそうに彼女は語った。まだ医学生の孫娘が、適切なアドバイスで祖母を救ったのだ。彼女は一躍、ご家族や親戚に一目置かれる存在になった。

学生には、致命的な急病を見つける指標として「突発・初発・最悪」をキーワードに教えることにしている。これは一般の方々が救急車を呼ぶべきかどうかの判断にも使えると思う。

まず、「突発」とは、症状がきわめて突然に出現したということ。多くの場合なんらかの動作をしているときにその症状が起こり、動作を続けることができなくなる。だから、そのときに何をしていましたか？ という質問で聞き出すことができる。「突発」なら、具体的な答えが返って来るだろう。例えば「皿を洗っていて、三枚目の皿を取ろうとしたとき」「トラックに乗るためにステップに足をかけたとき」「カラオケの一番を歌い終えて、二番までのイントロの間に」「宴会場から駐車場に歩いているとき」など。

二つ目の、「初発」は、「初」めて「発」生した症状かどうか。「これまでに同様のことがありましたか？」と訊くとよい。

最後の「最悪」は、これまでに似た症状があったかもしれないが、今回の苦痛が最もひどいものかどうか。「人生最悪の○○（「痛み」など）ですか？」という問いかけで識別できるだろう。

クモ膜下出血では、まさにこの三条件が揃うことが多いため、講義では必ずこの話をすることにしている。「突発・初発・最悪」が揃った頭痛の患者さんは、クモ膜下出血を強く疑って頭部のＣＴスキャンを一刻も早く行うべきというわけだ。

大学病院に異動してよかったと思うことの一つは、医学生に講義ができることだ。専門科に進む前の、現場に出る前の、まさに熱い鉄を打つことができる。毎年百名に講義をする。数だけ見ると多くはないが、他の学部と違って、医学部はほぼ全員が国家試験を受けて医師になっていくので、教えた内容を実際に生かしてもらう確率が高い。新しい治療法や新薬の研究によっても多くの人が救われるが、教育によっても多くの人が救われる。大学で教えながら、教育の力を実感することができた。

さて、ぺこりとお辞儀をして立ち去る学生を見送りながら、僕はあることに気付いた。実は彼女はまだ知らないが、先日の試験の結果が思わしくなかったのだ。学生の成績を教務課に提出する締切が間近に迫っていた。

講義の内容を正しく理解して実践できたことを評価すべきじゃないのか？　だがあの点数は……。

大学に異動してつらいと思ったことの一つは、僕にとってなんとも苦手な、誰かに点数を付けなければならない仕事がもれなく付いて来たことだった。

教育は　時空をこえて　人救う

守秘義務

朝のラッシュアワーの幹線道路を駆け抜けた救急車が搬送してきたのは、呼吸が停止した男性だった。昏睡状態で呼吸はしていないが、頸動脈に触れるとかなりしっかり脈が触れる。救急医にとって対処のしようがある。心臓が動いているのだから、人工呼吸だけをすればいい。僕は気管にチューブを挿入して人工呼吸を開始し、原因究明のために頭部CTスキャンを施行した。致命的な心臓疾患で心臓が止まると、ほぼ同時に呼吸も止まる。しかし脳の病気や、ケガで致命的である場合には、まず呼吸が止まり、数分以上遅れて心臓が止まる。この方は後者とみるべきと考えたからだ。

ところが頭部CTスキャンでは全く異常を認めない。追加で頭部MRIを行うかどうか迷っているうちに、患者さんの四肢が動き始めた。おや、と思う間に、その動きは徐々に大きくなり、ついに意識が戻った。そして、苦しそうに自分で気管のチューブを取ろうとするので、僕が抜いた。

「今日はどうしたのですか?」と訊くと、「今日の仕事のプレッシャーのためになかなか眠れず、明け方近くになってビールと多めの睡眠薬を飲んでしまったんです」と言う。

僕は「それならもう何も心配ないですね。良かった。良かった」と控室に戻ろうとした。途中の待合室で会社の部下らしい方々に取り囲まれて、「部長は大丈夫でしょうか？」と話しかけられたので、「大丈夫ですよ、睡眠薬とアルコールが同時に作用しただけです。もう元気ですよ」と答えて、その場を離れた。

それから数日後、聞き覚えのない女性から名指しで電話がかかってきた。かなり怒っているようだが、はて、誰だろうと思っていると、「あなたのせいで重役の椅子が消えたのよ！」と怒鳴られる。続けて「あなたが睡眠薬とアルコールのせいなんて言うもんだから、目前だった出世が取り消しになったのよ！　どうしてくれるの！」と言われてようやくあの患者さんの奥さんだとわかった。

軽率だった。呼吸停止の状態から、自分の足で歩いて帰ることができるようになったうれしさと、もう大丈夫だという安心で質問に答えたのだが、それは患者さんの病状について他人に話すという行為にあたるのだった。御本人に「会社の方々には、どう説明しましょうか？」と確認すべきだったのだ。謝り、謝り、さらに謝り、電話に向かって頭を下げ、ひたすら「申し訳ありませんでした」を繰り返すしかなかった。

患者さんの権利を守る世界医師会のリスボン宣言によると、「守秘義務に関する権利」

として、「機密情報は患者が明確な同意を与えるか、あるいは法律に明確に規定されている場合に限り開示されることができる」と記載されている。本人の同意なしには病状を他人に話してはいけない。厳密に言うならばご家族であっても該当する。親子だから夫婦だからと、気を緩めてはいけない。

自分の関心が診療の知識や技術にばかりあって相手の心や人生に気を配ることができなかった頃、こんな失敗を重ねていた。患者さんやそのご家族から厳しい叱責をいただいて、少しずつ本当の仕事ができる医者に近づけるよう育てていただいた。

叱責が　褒め言葉より　有難く

無料化の功罪

今や、買い物にマイバッグ持参で行くのは当たり前という時代になった。かつては、マイバッグを使用するのは環境問題に特に意識の高い人という印象で、一般にはなかなか浸透しなかった。その原因の一つは無料でもらえるレジ袋だった。だからレジ袋が有料になった途端マイバッグは一気に広まり、現在ではどの家庭にも必須のアイテムとなっている。このことから人はわずか五円の負担で行動を変えることがわかる。実はこの手の話はいくらもあって、例えばある催しの参加を募り、希望者に入場券を渡すときに、無料にすると欠席ばかりか遅刻も多くなるが、わずかな金額でも徴収をすると、どちらも減るのは面白い現象である。何事によらず費用がかからないのはありがたいが、無料というのは、僕たちが良識ある行動に向かう際の妨げになることもあるようだ。

さて、救急車はタダという「常識」は、実は世界のなかでは少数派であることをご存知だろうか。日本では救急車で病院に搬送してもらうのは長年、無料であった。そのためタクシー代わりに救急車を呼ぶ人がいる。僕が以前無記名のアンケートをした際、「救急隊はわれわれの税金で働いているのだから、タクシー代わりに救急車を呼んでもいい」と答えた人の割合が五、六人に一人くらいで驚いたことがある。

それでも僕が住む福井県は、人口あたりの救急車出動件数が日本一少ない。たまたまではなく、何年も続いている。救急車をタクシー代わりに利用する人が少ない立派な県民だと胸を張っていいのか、それともサイレンを鳴らして迎えに来られると、ご近所に知られて具合が悪いので自分たちで病院に運ぶ人が多いだけなのか、理由は定かではない。

他方海外では、お金がないからと、救急車を呼ぶ必要があるのに呼べない人がいる。その点ではわが国の制度は実に素晴らしいのだが、救急車の出動件数は増加の一途をたどっていて、待機しているべき救急車が出払ってしまうことがある。つまり出動件数がある一定のラインを超えると、救命に必要な時間内に到着できないケースが発生する。

救急車の出動件数が増えているという話題になると、高齢化が進んでいることが理由に挙げられることが多い。確かにそれは大きな理由ではあるが、他にも要因がある。まず一世帯あたりの人数の減少。特に単身世帯の増加。ご家族がいれば病院に連れて行ってくれるが、一人暮らしのため救急車を呼ばざるを得ない場合がある。また、社会的入院を減らして住み慣れた自宅で療養できる取り組みを進めてきたこと。地域で暮らせることは素晴らしいが、ある程度リスクのある持病をもった状態で在宅療養をするために救急車を呼ぶケースも増えた。どの要因も今後ますます進んでいくだろう。

僕は救急車で搬送された患者さんを医師が診て、患者さんを以下の三群に分けてはどうかと思う。第一群は救急車を利用するのに相応しい患者さん。第二群は救急車を呼ぶのに相応しくないが、状況からやむを得ないと思われる患者さん。第三群は明らかに救急車をタクシー代わりに利用した患者さん。そして、第三群の患者さんたちにだけは救急車による搬送に少しのお金を払っていただくことにする。そのお金は消防署にまわる仕組みにするのだ。消防署は、救急隊が行う処置が近年法律で拡大されたことで、器具や薬剤にかかる経費の増加が著しいので一石二鳥だと思う。

この提案をずいぶん前からあちこちでしてみた。すこぶる反応がいい。しかし、これを仕組みにするために行動を起こす政治家は出てこない。救急車の有料化を主張すると、その政治家は次の選挙で落選する可能性が高いからではないかと想像する。ところが最近、日本でも救急車の有料化を導入する自治体が出始めた。国レベルでやらないから、しびれを切らして、地方行政が動き出したのだ。救急車が出払ってしまう頻度が限界に達したのではないだろうか。

自治体によっては、小児や高齢者の医療費が無料になっている仕組みもある。手遅れの救急受診を減らすのには、とてもいい仕組みだと思う。しかしその一方で、「どうせ無料なんだから受診しないと損」と堂々とおっしゃる方にもお目にかかり、首をかしげることがある。無料はありがたい。だが、丁寧に扱われない恐れを常にはらんでいる。ほんの少しでいい。ほんの少し支払う仕組みでないと、せっかくの仕組みが維持できなくなるのではないかと危惧する。

無料化で　忘れるホントの　有難味

初七日の法要

僕はある家を探していた。初めて訪れたその集落は、僕が育った村によく似ていた。田んぼと畑に囲まれ、目印になるものはなく、同姓も多く、住所だけで目的の家を見つけるのは時間がかかった。日が傾くころ、亡くなった患者さんのお宅をようやく探し当てた。

その女性は深夜、息子さんの車で救急室を受診した。当直は僕の部署に来て数カ月の若手だった。彼は点滴注射を行い、良くならなかったら翌日に再度受診するようにとアドバイスしてから、僕が出勤するのを待たずに帰宅させていた。はたして患者さんの状態は悪化し、救急車で別の病院に運ばれ、亡くなったのである。後日、搬送先の医師から、ご家族がとても憤慨していると知らされた。

こんなときに、きちんと謝らなくてはならないと教えてくれたのは、離島の病院に赴任したときの上司だった。

医師になって四年目、僕が検査を行った後で患者さんが亡くなった。当時、その病院にはCTスキャンが配されておらず、頭部の病気やケガを疑った場合には頸部の動脈に針を刺して、脳の血管を撮影する検査で診断するしかなかった。高齢の男性にその検査を行って、異常はみられなかったが、検査が原因で脳の血管が詰まり、脳梗塞を発症して亡くなったのである。

どうしてこんな結果になったのかと詰め寄る遺族にとり囲まれて、頭が真っ白になっている僕を見て、その上司は間に入ってくれた。

「検査でご家族が亡くなることになって大変申し訳ありません。ただ、その検査は診断のためにどうしても必要でした。高齢の方の動脈に針を刺す検査はリスクが高く、熟練の医師が行ったとしても、同様の合併症がある程度の頻度で起こります。この若い医師のミスというわけではないので、許してやってください」と、何度も頭を下げた。彼が頭を下げる度に、僕も一緒に何度も頭を下げた。

もうかなりの年配だったあの上司が頭を下げて謝罪する姿に免じてか、それ以上とがめられることはなかった。廊下を歩きながら彼は「われわれに手抜かりの有る無しにかかわらず、大切なご家族を失った遺族の心を思ったら、謝らずにはおれませんね」と静かに言った。この言葉のおかげで、僕は謝ることができる医師になることができた。医師として、というより人間としての道を踏み外さないで生きられるようにしてもらえたと思う。多弁である必要はない。難しい理屈もいらない。その代わり、みじんの押しつけがましさもあってはならない。時に応じた、正直で潔い言葉であれば、心にまっすぐに届くと学んだ。

救急医として働くうち、関わった患者さんが予期せずに亡くなる場面に幾度となく遭遇したが、遺族に謝る医師が意外と少ないことに気付いた。あるとき、部署の若手医師の診療のことで僕が謝りに行きたいと言うと、院長から「こちらから謝りに行くのはいかがなものでしょう。もし謝りに行くなら、先生の責任でお願いしますよ」と釘を刺されたことがある。何年か後に就任した別の院長にも同じようなシチュエーションで同じセリフを言われた。どうやら世間には院長マニュアルなるものがあって、「部下が謝りに行きたいと申し出た場合」というページを開くと、そう答えるように書かれているのではないかと思ったものだ。

どうぞこちらへ、と招き入れられてみると、初七日の法要が終わったところだった。親族が居並ぶ前で、僕はまず経過説明をした。そして担当医に手抜かりがあったことを認めて謝罪した。その責任は当人だけでなく上司である私にもあります、と言葉をつないだ。

責任がある、と口にした瞬間、周囲から向けられていた視線が強くなるのがわかった。まなざしの強さは、故人への思いの強さだ。受け止めるしかない。

僕は言った。責任があるというのは、まず、その病気の治療法をしっかり教えていなかったこと、次に、自信が持てない場合には翌朝まで患者さんを帰さずにおき、僕が出勤したら相談するようにという指導が徹底できていなかったこと、最後に、翌朝まで待たずとも電話で彼が僕に相談しなかったのは、僕が相談しにくい上司だった可能性があること。それらを包み隠さず話した。二度と同じ過ちが起きないよう、スタッフ全員に周知徹底したことも話した。

それでも、ご家族や親戚の方々の怒号と叱責は収まらなかった。その度に両手をつき、畳に頭をすりつけるようにして「申し訳ありませんでした」と繰り返した。いつしか畳の上に涙の跡が広がっていた。

帰り際に玄関でもういちど謝罪すると、息子さんは「誰も何も言って来なかったら、新聞社に行って全てぶちまけるつもりでいたんだが、あんたがわざわざ来て謝ってくれたから、ここまでにしておくよ」と言われた。再度、深々と頭を下げて玄関を出ようとした背中に、こんな言葉がかけられた。「それにしてもあんた、自分がやったことでないのに大変やね。見上げたもんだよ」

黙って一礼し、玄関から外に出た。込み上げてくるものをこらえ切れなくなり、今度は声を出して泣いた。

息子さんのあのひと言で、その後、患者さんやご家族に謝罪する覚悟ができた。僕たちは、このようにして、真の医の心をもった医師に育ててもらうのだと思う。

謝罪して　許され最後は　労われ

謝ることを難しいと思っていないだろうか。

謝るより、許すほうが何倍も難しく、重いのだと知ってほしい。

皆さんが謝罪を躊躇する理由は、いくつかあるだろう。

その筆頭は、誤りを認めたことになってしまうのではないかという不安と思われるが、謝罪することと、過誤を認めることは必ず一致するわけではない。

僕は、謝罪には二通りあると考えている。一つは期待に応えられなかった謝罪。もう一つは過誤によって不利益を与えたことについての謝罪。前者は遺族への共感を示すものであるから、僕の上司が言ったように、どんな場合でもできるだけ早く行うべきと考える。医療事故の専門家も、謝罪と法的責任を認めることを同一とは考えていない。

裁判を恐れる向きもあるだろう。確かに医療訴訟は増加しているが、訴訟大国の米国でこんな例がある。ハーバード大学で行ったある取り組みだ。早く真実の説明をして謝ろうと呼び掛けたところ、医師の賠償保険の掛け金の額が減少した、つまり裁判が減ったというのだ。謝罪によって裁判になることよりも、僕はむしろ、謝ってもらえないために傷付いた遺族が、訴訟に踏み切ることが多いと解釈している。

謝罪したことを理由に裁判が起きた例も、なくはない。ただ、それらの判例を調べると、「医療事故現場での医師や看護師の謝罪は一般的なもので、医学・看護上の過誤責任を法的に認めるものではない」という病院側の主張には無理がないと判断されることが多いようだ。

もう一度書く。

謝ることを難しいと思っていないだろうか。

謝るより、許すほうが何倍も難しく、重いのだと知ってほしい。

胃癌手術の大家

「先生はこの病院にずっと勤めておられて、外の研修に出られたことがないようですが、どのようにして胃癌の手術の大家になられたのですか？」と僕は質問した。彼は笑いながら「簡単ですよ。学会は年に一度各地で開催されますから、日本中に行けますよね。学会の数カ月前にその地方にいる胃癌の手術で有名な方に手紙を書くんです。学会開催中に機会がありましたら、手術を見せていただけないでしょうか？　ってね」必ずといっていいくらいＯＫがもらえるそうだ。「そうやって十年で十人、二十年で二十人、名人の手技を学ばせてもらえば、上達するものです」

地方の公立病院を勤め上げた彼の経歴はごくあっさりしたものだ。学生時代を除いては、特定の師の下で学んだわけではなかったのに、胃癌の手術ではピカイチだった。いつどこであの技術を身に付けたのだろう。不思議に思って質問をしたのだ。

彼によると、一カ所の施設で腰を落ち着けて患者中心の医療を実践しながら研鑽していれば誰でも優秀な医師になれるはずで、年単位であちこちの有名病院を渡り歩く人たちが理解できないのだそうだ。

一般のサラリーマンと違って、医師は次々と勤務先を変えていくことも可能といえば可能だ。けれども選択肢の多さや何回も変えられるというのは実はくせ者で、何を学ぶべきかの明確な見通しがないと、どんな有名な医師に師事しても、たくさんの有名な病院で研修しても、自分のものにはならない。

ところで、奨学金をもらうと卒業後の進路が限られるという悩みをよく聞く。確かに一定期間地域医療に従事することを条件にした奨学金は、各地にある。

悩みの第一は田舎での勤務だろう。都会イコール最先端、イコール自分も最先端の医師になれる、田舎イコール遅れている、イコール自分も遅れる、と考えるのではないだろうか。

でも医師になって最初の十年くらいは、うんと回り道して視野を広げておいたほうがいい。深めることは後からいくらでもできる。広げるのは年を取ってからだと難しい。

実際、僕が「ひと味違うな」と感じる医師は、経歴を調べると必ず若い頃に過疎地や離島の経験がある。田舎経験はマイナスではなくプラスなのだ。

その次の不安は、留学の時期が遅くなることだろうか。でも医師として右も左もわからない時期に留学してしまうと、どれもこれも覚えなければならない気がして、取捨選択ができない。逆に、自分がある程度できるようになってから他人の手術・手技・診療を見ると、見ているだけで吸収することが可能だ。前述の胃癌手術の大家は、まさにそのやり方をとことんまで突き詰めたものと思われる。彼はまず、自分が主となって胃癌の手術ができるレベルになった。そして外からの学びは、留学でなく学会ついでの見学でまかなうと腹をくくった。だからチャンスは年に一度。そのチャンスを最大に生かすため、見学の場では集中して自分も頭の中で執刀医と一緒に手を動かす。そうやってみると、自分との違いはたいてい二つか三つしかないそうだ。なるほど、と思ったところだけを取り入れていけばいい。そしてついには皆からその道の第一人者と目されるまでになったのだ。初心者ではこうはいかなかっただろう。つまり、できるようになってから一流に触れるほうが、学びの効率、吸収率がいい。外に出るのは遅いほうが学びは大きいとすらいえるのだ。

どこにいても学べる。そして道を極めることができる。

まとめるとこんな短い簡単な言葉になってしまうが、悩める君たちにどうしても伝えたくて、この小文を書いた。

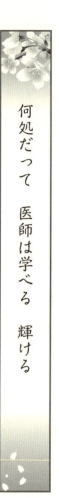

何処だって　医師は学べる　輝ける

最初の症状

その男性は音楽会の会場で気分が悪くなった。近くの総合病院に救急搬送されたときには、半身麻痺が起きていた。半身麻痺が起きるということは、脳出血か脳梗塞の確率が高い。ただちに行われた頭部ＣＴスキャンで前者は否定された。では、脳梗塞だろうか。発症して間もない脳梗塞はＣＴスキャンに異常が現れないことが多い。脳梗塞の確定診断のため、ＭＲＩのあるうちの病院に転院搬送されて来たのだった。

もし脳梗塞なら、ｔ－ＰＡが使える。ただしこの薬は血栓を溶かす効果は優れているが、発症後四時間半を超えてからの投与では遅すぎる。時間との勝負なのだ。

僕たちは救急車の到着を待ちかまえ、ストレッチャーが運び込まれるやいなや、いっせいに周りを取り囲んだ。

過去の病状、今回の症状、内服中の薬などを訊く医師。血圧や脈拍を確認する看護師、指示された採血を始める看護師、診察をする医師。

皆ｔ－ＰＡのタイムリミットを気にしている。脳疾患チームのリーダーは一刻も早く頭部ＭＲＩに向かおうとした。皆がいっせいに移動に集中しようとしたそのとき、「あのお……」と若い救急医が遠慮がちに待ったをかけた。「音楽会で最初に感じた症状が胸痛と背部痛だと聞きました。頭部ＭＲＩの前に胸部の造影ＣＴスキャンをすることはできないでしょうか？」とおそるおそる切り出したのだ。脳の専門医は大ベテランであり、救急医は今年から救急医になったばかりの医師である。救急室には気まずいムードが漂った。

患者さんから離れてしばらく二人は話し合い、若い救急医は胸部の造影ＣＴスキャン施行を勝ち取った。結果は胸部大動脈解離だった。大動脈が裂けて、その裂け目が脳に血を送る血管まで及び、脳への血流が減って、まるで脳梗塞のような半身麻痺を呈したのだった。

患者さんは脳疾患チームから急遽心臓外科チームにバトンタッチとなり、緊急手術が行われた。術後の経過も良く、無事退院するまでに回復した。駆け出しの救急医が熟練の脳専門医の危険な間違いを軌道修正したのだ。平幕下位力士が横綱に勝ったような大金星である。

今、見えている症状は半身麻痺だから、最初に診察した医師も脳梗塞を疑ってこちらに紹介した。しかし胸痛と背部痛という最初の症状は、脳の病気としてはおかしい。片

今よりも　最初の症状　訊き出して

麻痺が主訴でも胸背部痛が先行したのなら大動脈解離を考えるべきなのだ。同様に、全身痙攣が主訴でも動悸が先行したのなら重篤な不整脈を考え、主訴が失神でも呼吸苦が先行したのなら肺塞栓を考えなければならない。

病気は多彩な症状でわれわれを惑わせる。大きな間違いは必ず詳細に症状を訊いていないときに起きる。今、見えているものに惑わされず、必ず患者さんや目撃者から詳細に話を訊くことからスタートするべきである。救急だからゆっくり話など訊いていられないというのは間違っている。大急ぎの処置が必要なら応急手当てが一段落したところでじっくり話を訊けばいい。中急ぎなら最初に大筋を訊いて、処置が終わってからじっくり訊く。小急ぎなら、じっくり訊いてから処置を始めればいい。訓練すれば誰でも処置を進めながら、詳細に話を訊くことができるようになる。

訊くのは実を言うとそう難しいことではない。「今、どこがつらいですか？」ではなく、「何をしているときに、どんな症状で始まりましたか？」と訊けばよいのだから。

救急救命士を怒鳴る

門下生の一人が都会の大きな病院で救急研修をすることになった。武者修行に旅立つにあたり、いくつかのアドバイスをして送り出した。ひと月もしないうちに近況を知らせるメールが来た。「先生、驚きました。ここでは研修医が救急救命士を怒鳴るんです!!」よほど驚いたのだろう、ビックリマークが二つ付いていた。

ここで救急救命士について解説する。まず、救急車に乗って出動するのは、消防署のなかで救急隊と呼ばれる人たちだ。彼らは医師、看護師などのいわゆる医療職ではないが、消防学校で医師の指導のもと救急課程を履修して資格を取得している。僕も三十年以上この救急課程の講義に行っていた。救急隊員の資格は、消防署員全員が取得する。

救急隊員として現場での実務経験が五年以上、あるいは二千時間以上になると、上の資格にチャレンジすることができる。ただしこちらは全員ではない。救急隊員のなかで選ばれた者だけが、半年間救急救命士養成学校に行き、徹底的にしごかれる。養成学校卒業後に国家試験に合格すると、晴れて救急救命士の資格を取得することができる。救急救命士は救急隊員のなかの生え抜き、エリートともいうべき存在だ。

ちなみに消防署は、火事のための消火隊、災害などのときの救助隊、そして救急隊の三隊に分かれている。人数が少ない地方の消防署では掛け持ちで働かざるを得ないが、人数の多い都市部の消防署では役割分担が明確である。大病院では病院の診療科がはっきりと分かれているが、小さな病院だと専門を問わず助け合うのと似ている。ただ出動件数は圧倒的に救急隊が多い。急病人の発生頻度が、火事や災害の起こる頻度を大きく上回るためだ。休憩時間が与えられるとはいえ、次の担当に引き継ぐまでの二十四時間は気が抜けない。勤務はかなり厳しいものだ。

救急隊出身者が消防署のトップになることはあまりないように見受ける。報酬もさほどではないと聞く。仕事は出世やお金が目的ではないけれど、過酷な勤務に耐える彼らが、もう少し報われてよいのではないかといつも思っている。

僕は長年、月に一度、彼らと搬送事例検討会という勉強会をしてきた。彼らがうまく対応できなかった事例を振り返って発表してもらい、僕からは次に生かすためにアドバイスするという流れで行う。時々好事例があると、その隊にささやかな「寺澤賞」を出して鼓舞する。救急車で運ばれるのは重篤な患者さんが多いため、そう多くはないが、彼らの初期対応が適切だったおかげで心肺停止していた患者さんが普通の生活ができるまでに回復することがあるのだ。

うまくできなかった事例をオープンにして共有することと、良い事例を皆で称え合うことは両方ともに行われてこそ効果があると思っている。あるとき、それをたまたま来ていた他県の救急医が見て「衝撃でした」と言った。彼の地元でも同様の勉強会が行われているが、たいていは救急救命士が厳しく叱責されるのが常だそうだ。訊けば、他の県も同様らしいと聞いて愕然とした。

カンファランスが研修医のあら探しと非難に終始する「吊し上げカンファランス」になると研修医の成長の妨げになるのと同様、勉強会の名を借りた責任追及裁判では、救急救命士が育たない。

救急医が救急救命士や救急隊員に敬意を払わない姿勢で接しているから、研修医までも上から目線で彼らを怒鳴るようになるのだろう。武者修行の門下生には「その病院の救急隊への接し方を変えるために貴方に何ができるか考えてみなさい」と返信した。一年後、その改善に成功したという短いが、しかし誇らしげな報告があった。具体的にどうしたのかは訊いていない。

他職種に　敬意を払う　人育て

精神科で診てもらいたい！

高校生の娘さんを連れた母親が、初診相談外来に現れた。「娘を大学病院の精神科で診てもらいたくて連れて来たのに、受付でここへ行くようにと言われたから来た」と言うお母さんは、僕の名札に総合診療部と書かれているのを、不満たっぷりのまなざしで見つめる。さもありなん、と思う。精神科の受診は、他科と比べてハードルが高い。せっかく決心してやって来たのに、総合診療部などという胡散臭い（？）部署に回されて、出鼻をくじかれた思いなのだろう。でも、うちの大学病院の精神科は予約が必要なので、当日の受診はよほどの救急でないと難しい。

母親の言い方が僕に対して失礼だと感じた娘さんは「母さん、そんな言い方はないでしょう！　最初にここで診てもらうのがこの病院のシステムなんだから！」と言う。それが引き金となって、二人は言い争いを始めた。言葉の応酬はだんだん激しくなったが、なんとか割って入り、母娘をなだめ、娘さんの症状を訊き始めた。

母親いわく、中学時代の運動部での実績を買われて県外の有名高校に進学し、夏までは快調だった。ところが秋ごろから、ささいなことで他の部員といさかいを起こすようになり、遂には監督とも一戦交えて部活動を辞めてしまった。部活動を頑張りたくて選んだ学校だから、やめてしまうと居場所がないような気がしてやがて登校拒否になり、故郷に戻って来てもすぐにキレやすく、ご家族とも喧嘩ばかりしている。心の病気だと思うので精神科で診てもらいたくて連れて来た、と言う。

母親の話を訊きながら、僕は医師の習性で娘さんの前頸部を見ていた。明らかに腫れている。それも左右対称に。甲状腺が腫れているのだ。僕は三つ確認した。一つ目は、過去に精神科にかかったことがないこと。二つ目は、よく食べるが数カ月で五キロ体重が減ったこと。三つ目は生理の出血が少なくなり、不規則になって、二カ月前から生理がないこと。

甲状腺機能亢進症と予想を立てたが、検査の数値で客観的に示したほうがよかろうと、「お母さん、予約がなくても今日、精神科で診てもらえるよう頑張って交渉しますので、その間に娘さんの血液検査をさせていただいてよろしいでしょうか？」と丁重に頼んだ。

診断は間違いなかった。「血液検査で甲状腺のホルモンが増える病気だとわかりました。その病気の治療をすれば、精神科に行かなくても必ず治りますよ」と言うと、娘さんは「え？」と目を見開いて一瞬静止し、息を整えてから、「先生それで？」とまっすぐに僕を見た。

原因は体の疾患にあるのに、精神疾患のような症状が出現することがある。患者さんやそのご家族には、その違いは見分けられないだろう。医師であっても鑑別は難しく、精神科の医師に紹介してしまうことがある。このように一見、精神疾患に見えても体の病気や治療薬の副作用などの場合があるため、その可能性を調べることを medical clearance と呼ぶ。

medical clearance の手順としては、まず検査を行う前に、問診だけで情報が得られる薬について確認する。向精神薬でなくても、精神疾患のような症状を引き起こすことがある。次に血液検査を行う。肝機能のチェックで肝硬変による肝性脳症を、甲状腺ホルモンの検査で甲状腺機能亢進症や低下症をチェックする。甲状腺ホルモンは多すぎても、少なすぎても精神症状が出るのだ。ビタミンB不足も確認しておきたい。そして最後に、頭部の画像診断で中枢神経の異常を調べる。頭部CTスキャンでいつの間にか頭の中に出血している(慢性硬膜下血腫)場合や、頭部MRIをして脳腫瘍が見つかることがある。脳脊髄液の検査で脳炎が見つかることもある。

この medical clearance がしっかり行われなかったために、数カ月以上も精神科で治療されていた重症筋無力症、副腎不全、髄膜リンパ腫、アミロイドーシスなどの患者さんを経験している。

冒頭の女子高生を僕は内分泌内科の専門医に紹介した。数カ月後、会議で同席したその医師から、甲状腺機能亢進症の治療が奏功して元気に通学していると報告を受けた。部活にも復帰し、県大会の決勝戦進出の立役者になったらしいと続ける担当医の説明を聞きながら、あのときいぶかしげに内分泌内科外来へ向かった母親を思い出していた。

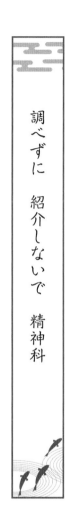

調べずに　紹介しないで　精神科

卒業式の訓示

突然、「君、写しを差し上げたまえ！」と張りのある声が響いた。上官に指示された若い自衛隊員は、きびきびとした動きでコピーを手渡してくれた。

それは、彼らの詰所入口近くに貼ってあった数行の文章だった。

二〇一一年の春。原子力発電所の事故を受けて、多くの作業員、消防、警察とともに自衛隊員が現地入りしていた。Ｊヴィレッジは、サッカーのトレーニングセンターとして建設された施設だったが、福島県広野町と楢葉町にまたがる立地のため、事故対応の前線基地になった。特殊車両が待機し、関係者が寝泊まりし、イチエフと呼ばれていた福島第一原子力発電所へと出動していった。引き上げて来ると、人も機材も除染が行われる。最も多いときは千人規模の人間が出入りしていただろう。僕は常駐の医療班の一人で、自衛隊との連絡会議に毎日参加していた。

掲示されていたのは、次のようなものだった。

吉田茂総理大臣訓示

君達は自衛隊在職中、決して国民から感謝されたり、歓迎されることなく自衛隊を終わるかもしれない。

きっと非難とか誹謗ばかりの一生かもしれない。御苦労だと思う。

しかし、自衛隊が国民から歓迎されちやほやされる事態とは、外国から攻撃されて国家存亡の時とか、災害派遣の時とか、国民が困窮し、国家が混乱に直面している時だけなのだ。

言葉を換えれば君達が日陰者である時のほうが、国民や日本は幸せなのだ。

どうか耐えてもらいたい。

昭和三十二年二月　防衛大学校第一回卒業式

これが防衛大学校第一回の卒業式の場で発せられたものかどうかについては、実は異論があるらしいが、隊の方々は半世紀のときを経てなお、この言葉を自らへの戒めとしている。内容もさることながら、原発事故対応の最前線にこれがあることが衝撃だった。翻って自分たちはどうだろうかと考えた。僕たちは「非難とか誹謗ばかりの一生」ではないかもしれないが、後半部分はそっくり当てはまるのではないかと気付いた。僕たちが歓迎され、ちやほやされる事態とは、患者さんが困難に直面しているときであり、僕たちの活躍の場がないとき、すなわち病やケガに無縁でいられるほうが、人は皆幸せなのだと。

詰所の入口に貼られたそれを、何回も読み返しながら動けないでいると、後ろからやって来た上官が、コピーを指示したのだった。

「わざわざありがとうございます」お礼を言っても、二人ともにこりともしない。ただ静かに一礼して、会議は始められた。それは彼らが受けてきた訓練の結果であり、隊では当たり前のふるまいなのかもしれないが、僕には、救援に来た者は災害現場で笑顔などみせるものではない、と言っているようにも思われた。

いくつもの被災地へ行った。なかには同業者として恥ずかしいと思う場面がある。食事休憩にホッとして、談笑しながら飲食をする者がある。その避難所にまだ食料は行き渡っておらず、空腹の人がいるかもしれないという想像ができないからだ。倒壊した建物や、がれきの山に遠慮なくカメラを向ける者もある。家を失った被災者の心をさらに傷付けることになりはしないか。出発式やマスコミの取材でヒロイズムを刺激されて、高揚した気分で現地に赴くと、そうなりやすいのかもしれない。せっかくの行為を尊いものにするかどうかはプロとしての矜持《きょうじ》をもつかどうかにかかっている。

大学病院に戻り、救急部の控室にもらってきたコピーを貼ろうとして目を見張った。すでに同じものが貼られている。先週Jヴィレッジに行っていたR君が貼ったのだという。

人生は美しいし、未来には希望がある、と信じることができるのはこんなときだ。僕はコピーをたたんで、そっと内ポケットにしまった。

被災者の　嘆きを忘るな　救護班

西医体

西日本医科学生総合体育大会を略して西医体と呼ぶ。西があればもちろん東医体もあり、それぞれの覇者が戦う全医体もある。文科系サークルの医学生は大学祭が、運動部の医学生にとっては西医体、東医体が最大のイベントとなっている。

先の東京オリンピックで、バレーボール日本女子チームが「東洋の魔女」旋風を巻き起こして金メダルに輝くと、国中で大ブームが起きた。僕は小学生だったけれど、あの大興奮は、はっきりと覚えている。選手たちのカッコ良さに憧れ、中学に上がると早速バレー部に入った。やってみると予想を上回る面白さで、すぐ夢中になった。あまり丈夫でなかった身体も少しずつ強くなったから、その後何かをするときの自信につながった。高校でも続けたかったのに、往復に三時間もかかるため諦めざるを得なかったときは実に悔しく、大学入学と同時に再開した。大学合格を喜ぶ気持ちの何割かは、またバレーボールができるといううれしさだったように思う。

ところが、満を持して入った金沢大学医学部バレー部は、当時とても弱かった。西医体に参加はするものの、いつも予選リーグで敗退する。それでも再びプレーができてホクホクしていた僕は、せっせと練習に通っていた。

団体競技は自分だけ頑張って勝てるわけじゃない。その点僕は運が良かった。僕らと、ひとつ下の学年は二年続けての当たり年だったらしく、二年生のときには予選リーグを突破できるチームになったのだ。結果がついてくると熱が入る。皆は練習に励み、どんどん強くなった。三年生のときに三位、四年生のときに準優勝、と右肩上がりに成績を上げると誰もが次の年は優勝しかないと期待するだろう。運命のその年、五年生の僕はキャプテンになった。というか、なってしまった。

優勝がかかった年のキャプテンが、あれほど重責だとは思わなかった。ついに一人では背負いきれず、特別体育科のバレーボール選手を優勝請負コーチとして雇うことにした。さすが特別体育科だけあって、彼のしごきは並大抵ではない。淡い後悔が胸をよぎったが後の祭り。吐き気がするくらい激しい練習が続いた。

西医体開催直前に、とても印象に残る練習試合があった。相手はいつも競り合う別の大学のチームで、実力は拮抗していたから予想通りの大接戦となった。互いに一セットずつ取って、セットカウントは一対一。次の第三セットが勝負を決める。ここでもシーソーゲームが続いてデュース。二点先に取ったほうが勝つ。

このピンチともチャンスともいえるタイミングで、そのコーチが作戦タイムをとった。そして「他の五人はいい、寺澤、こっちに来い」と僕だけをコートの隅に呼んだ。「寺澤、笑え！」「この状況では無理だよ」と首を振ると、「キャプテンはこういうときに笑うんだ！」と厳しい声で言う。「キャプテンが笑顔なら他の五人も勝てるんだという気になり実力以上の力が出て勝てる。逆に、キャプテンの顔が引きつっていると、チーム全体が硬くなり動きが悪くなって負けるんだ。だから笑え！」と命じられた。

わからなくはない。わからなくはないけれど、わかったからといってうまく笑えるものでもない。その試合では、ぎこちない笑いしかできず負けた。でも、彼の言葉が頭から離れなかった。「余裕があるから笑うのではなく、笑うから余裕が生まれる」、名言ではないか。

西医体本番では準々決勝までは順調に勝ち上がったものの、準決勝でその勢いは止まり相手チームに有利な展開となった。一セットを取られて二セット目も大きなリードを許すと、「もう勝てない」とチーム全体に諦めムードが漂う。僕はここで開き直って、彼の言葉通り笑顔でプレーしてみた。するとどうだろう、チームメイトも同じような笑顔でプレーし始めたのだ。なんとそこから大逆転で勝った。もちろん決勝も終始笑顔で臨んで勝利したことは言うまでもない。まさに笑顔がもたらした西医体優勝だった。

三つの病院で救急部の立ち上げを行った。つらいことはたくさんあったが、少人数で苦しい時にも、西医体を思い出して、笑顔を絶やさずにいることを心がけた。その結果、仲間が増えて事態が好転し、難局を乗り切ることができた。おかげで幸せな医師人生となった。ピンチの時に暗い顔をしていると光はなかなか見えてこないが、笑顔でいるとなぜか自然とものごとがうまくいく。ピンチのときこそ笑顔、という生き方は学生時代の運動部で培うことができた。僕が今若い人たちに、学生時代には人間力を養うために部活動をやるべしというアドバイスを欠かさないのはこのためである。

「ユーモア力とは、にもかかわらず笑うこと」　アルフォンス・デーケン著『よく生き、よく笑い、よき死に出会う』

ピンチにも　笑顔で臨み　余裕生む

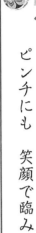

旅の途中

救急室に来る患者さんは、他の診療科と違う傾向がいくつかある。初診が多いこと。地元以外の割合が高いこと。その日、高速道路サービスエリアから救急搬送されてきた男性も、県外の方だった。

酸素投与と輸液をすると、苦しそうな表情は次第に落ち着いたが、顔色からすると、なんらかの悪性腫瘍、ステージはかなり進んでいるようだ。家族旅行の途中らしいが、とても旅行に適した状態とは思えない。何かわけがありそうだ。

遅れて到着した和歌山ナンバーのワゴン車からは、奥さん、息子夫婦、中学生くらいのお孫さんが降りてきた。僕は待合室に出て事情を訊いた。やはり肺癌の末期で、主治医から余命数カ月と言われていた。人生の最後に、かつて暮らした金沢にもう一度行きたいという思いを叶えるために、計画された家族旅行なのだった。「少し落ち着いたようですから、点滴が終わるまで様子を見ましょうか」と話して診察室に戻ろうとした。すると、奥さんと若夫婦が今日のホテルをキャンセルして引き返す相談をしているのが聞こえた。

僕は踵を返して彼らの隣に座り、話し始めた。「患者さんにとっても、皆さんにとっても、これが家族全員そろった最後の旅行になりますね。勇気を奮って金沢まで行かれてはいかがでしょう」と提案した。三人の目は驚きで見開かれ、次に不安に曇った。彼らも連れて行きたいのは、やまやまなのだ。「つらそうになったら、途中でこのように病院の救急室で酸素吸入と輸液をしてもらい、落ち着いたらまた移動するというのでいいんじゃないでしょうか」と続けてみたが、やはり不安は拭いきれないらしく、顔を見合わせている。

「金沢までの途中や金沢滞在中、あるいは和歌山への帰路に、具合が悪くなっても、酸素吸入や輸液ができる病院はたくさんありますよ」「もし万一のことが起きてもご家族全員がそろって看取ることができる状況ですね」「このまま引き返すと患者さんも皆さんも後悔されるような気がします」と言葉を継いだ。ここで引き返したら、二度とチャンスはないだろう。最後の思い出を作ってもらいたかった。

少し間があってから息子さんが口を開いた。「そうです、先生のおっしゃる通りです、それも覚悟して出て来たのです。金沢に行きます」三人はうなずき合った。

僕は診察室に戻ると、オーダーが入っていた他の検査を全てキャンセルした。無駄な時間とお金を使わせないためだ。次に、この先で具合が悪くなったときのために、宛名を特定しない紹介状を書いた。精密検査をしないで、応急処置だけをしてあげてくださいという内容にした。そうしないと、この患者さんを受け入れた救急病院では、僕がさっきキャンセルしたような多くの検査が行われるだろうから。

最後に、福井から金沢までの地域で、夜間にも対応できる幾つかの救急病院の名前を書いたメモを渡して、ワゴン車を見送った。車の中で奥さんがハンカチで目を押さえながら何度もお辞儀をしていた。

一週間ほどして医局に大きな箱が送られて来た。開けてみると、みかんがぎっしり詰まっていた。添えられた手紙には、金沢行きを果たし、無事に和歌山に戻ったと書かれていた。途中で病院の世話になることはなかったという。僕の予想通り、金沢に着くと見違えるほど元気になって思い出の地を巡ったそうだ。

治療より　人生支援の　思いやり

乳児の喉

熱がある乳児を一人で診察していた研修医が、指導医のところにやって来て「後は喉を診るだけなのですが、一緒にお願いできないでしょうか」と頼んだ。指導医は「どうして自分で診ないんだ。自分で診てから相談に来なさい」と一蹴した。

指導医は「自分で診察をやってみないとできるようにならない」と考えている。もっともである。一方、研修医は「最初に不慣れな自分がやると患児は泣くだろう。それで終わればいいのだが、自分の所見に自信がないために、指導医にもう一度喉を診てもらうことになる。そのときにまた患児を泣かせるのはかわいそうだ。苦痛の伴う診察は一回にしてあげたい」と思っている。これも、もっともな考えだ。

喉の奥を診るのは扁桃腺の腫大などを確認するためだが、舌が視野を遮って邪魔になるので押し下げなければならない。その名も舌圧子という幅一・五センチ、長さ十五センチくらいの平らな板で、ぐいっと押す。その板を見るだけで泣き出す子もいる。しかも舌というのは上あごの裏側に添っているのが本来の位置だから、押し下げようとすると必ずオエッとなる。強く押すと、ほとんどの子どもはもう我慢できずに泣いてしまう。

医師になって最初の二年間は研修医として、いろいろな診療科を回って勉強する。彼らにとって特に重要なのは救急の研修だ。数年後にどこかの病院で勤務することになると、夜間や週末の当直は避けられない業務となる。当直では、自分の専門外であっても、救急患者に医師として最低限のことはできなくてはならない。だから救急研修は、全ての研修医に必須となっている。

救急専門医の僕は、研修医と一緒に働きながら救急診療の指導を二番目に大事な仕事としてやってきた。もっとも大事な仕事は何か。もちろん救急患者の診療である。救急患者の診療より研修医教育が優先されることはあってはならないと思う。しかし、診療は自分でやらないと習得できないのも事実だ。

乳児の喉の診察も自分でやらなければ上達しない。だが、研修医にまず泣かされ、次に指導医にも同じ診察で泣かされる患児やその親の気持ちはどうだろう。研修医の教育のためなら自分の子どもが二回泣かされるのも構いません、と言う親御さんはまずいないだろう。その意味で、泣かせる診察を一回で終わらせるべく、指導医を呼びに来た研修医を僕は褒めたいと思う。彼は他の研修医よりも進歩は遅いかもしれないが、患者さん思いの良い医師になるはずだ。進歩のスピードと最終的な医師の優秀さは相関しない。

僕は研修医を受け入れているときは、役割分担というか、患者さんにかかわるスタンスを大きく次の三つのパターンに分けている。第一群はかなりの重症患者の場合。自分が先頭に立って診療し、研修医の先生には手伝ってもらう。第二群は中等症の患者さん。自分も一緒にその場に居て、研修医の先生に先頭に立って診ていただく。苦痛を伴う診察や治療は一緒にやって最小限にする。第三群は軽症患者で、研修医の先生にまず診ていただき、その後に自分がダブルチェックをする。僕はこの三群でも研修医の先生がすでに行った苦痛を伴う診察は繰り返さないようにしている。

大学病院は医学生や研修医の教育の場には違いない。しかし、そのために患者さんに苦痛を強いることはどれくらい許されるのだろう。かつては苦痛を訴える患者さんを待たせながら、大事な教育と称して研修医に治療方針を長々と解説する指導医も居た。全くナンセンスとしかいえない。教育のために診療が滞ることがあってはならないと示すことこそ、教育に値すると考える。

診療に　優先させる　教え無し

新聞記事

その患児は三歳くらいの男の子だった。階段から転落して、ひどくお腹を痛がっていると救急車で運ばれて来た。痛がるのは当然で、肝臓は破れ腹腔内には大量の血液が貯留している。すぐに手術しなければ出血多量でショック死してしまうだろう。僕は外科医の出動を要請し、手術の準備に入った。酸素マスク、二カ所から急速に点滴、そして輸血。間もなく手術は開始された。短い言葉を交わしながら迅速に動く外科医、麻酔医、看護師たち。手術は成功し、男の子は一命を取り留めた。

元気になった男の子は明るくハキハキとした性格で、救急病棟の人気者になった。僕も腹部外科医も彼を救命できた喜びでいっぱいだった。そして約一カ月後、多くの病院スタッフに祝福されて退院して行った。

その数カ月後、看護師が僕に駆け寄って来た。「先生、この記事の子、あの子ですよ！」と泣き出しそうな声で言う。彼女が手にした新聞には「子ども、せっかん死」という見出し。亡くなった子どもの名前は確かにあの子だ。全身の血が逆流するような衝撃を受け、しばらく紙面から目が離せなかった。僕たちが緊急手術した肝臓破裂も、虐待によるケガだったのだ。あのときそれに気付いて保護していればこんなことにはならなかった。救急医として大黒星である。生涯、忘れられない。

今の僕ならば即座に虐待だと見抜くことができただろう。当時は救急医としてまだ未熟な時期で、階段から落ちたという母親の説明をそのまま信じてしまった。実は、階段から転落した幼児はひどいケガをしないことが多い。小児は身長が低いために転落時の衝撃が少ないか、うまく転がり落ちるのだろう。体が柔軟であることも影響しているかもしれない。だから、あの男の子の場合も頭部や四肢の外傷ならばともかく、腹部臓器の損傷はおかしい、まして肝臓破裂などあり得ない、と考えることができたはずだ。肝臓破裂は父親にお腹を蹴られて起きたものだったらしい。それが見抜けず、救命できたと有頂天になっていた自分が情けなかった。

今でこそ虐待で命を落とす子どもたちのことが社会問題となり、多くの人に知られるようになったが、あのころは社会的にも認知度が低かった。新聞の見出しが「虐待」でなく「せっかん」だったのも、時代性かと思う。自分の子どもが死ぬような暴力を親が振るうはずがないと社会全体が思っていた。思い込みや先入観こそ救急医にとっては最も避けるべきだと、苦い経験から学んだ。

救急室は閉ざされた空間だが、社会と密接につながっている。国が自殺問題に取り組むずっと以前から、僕たちは自殺者の増加を感じていた。子どもの虐待も、あの男の子の後で何例も経験した。子どもが虐待されているときはかなりの確率でその母親も夫から虐待されていることもわかった。しばらくすると、ＤＶという言葉が広まっていった。最近では小児や妻への虐待だけでなく、高齢者への虐待も少なくない。いずれもマスコミで取り上げられ、世間の関心が向けられる前に、救急室で変化を感じていた。救急室は社会の鏡だとつくづく思う。鏡が映し出す現実はつらいものが多い。僕たちの国は、素晴らしい経済発展の代償に、たくさんのものを失ってきたと思うと、やりきれない。

虐待を　見抜けぬ非力に　肩落とし

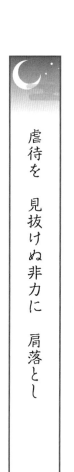

輸血

十三歳の女子中学生が大量喀血で搬送された。喀血の原因は生まれつきの血管異常である気管支動静脈奇形の破裂による出血で、その血液を咳とともに喀出していた。人工血管塞栓術を行って破裂した血管の止血処置を試みたが、成功せず延々と喀血が続いた。

彼女は苦しそうにマスクで酸素を吸いながら、時々マスクを外して喀血する。大量出血で血圧が下がる度に、僕は点滴のスピードを上げる。血液が不足するので、顔面は真っ白を通り越して蒼白に見える。血液検査では、12 g／dL以上で正常とされるヘモグロビンの値が2 g／dLまで下がり、明らかに輸血が必要な状態だ。だが、彼女の御両親は娘さんへの輸血に同意してくださらない。「血を避けなさい」という聖書の記述を信条とするエホバの証人教団の信者だからだ。何度も輸血の説得を試みたが、答えは断固としてノーだった。

僕はだんだん白くなっていく顔を見ながら、両親が信者であっても十三歳の患者さん自身はどうなのだろうと思い始めた。両親の宗教上の理由で、その子どもが輸血を受けられず死んでいくことは許されるのだろうか。彼女は両親の子どもには違いないが、両親の物ではなく一人の人間だ。彼女は一人の人間として生きる権利があるはずではないか。

僕は両親が彼女のベッドから離れた隙を狙い、小さな声で話しかけた。「このまま輸血しないと死んじゃうよ、輸血しようよ。貴女が輸血すると言えば、僕は御両親の反対を押し切って輸血するよ」と言った。しかし彼女は、「いいえ、わたしもエホバの証人教団の信者です。輸血は嫌です」としっかりした口調で宣言し、低血圧とひどい貧血とで力を失っていた目が、突然しっかり僕の目を見返した。その目は彼女の信者としての信念の強さを訴えているようであった。

僕は輸血をしないと決めた。低血圧はさらに進行し、意識も朦朧となった。皆、もうだめだと覚悟を決めた。するとそこで喀血はやんだ。低血圧のために止血したのだろう。その後はゆっくりと回復し、ひと月後に退院したときは、自分の足で歩けるようになっていた。

エホバの証人教団の信者は決して「自殺志願のオカルト集団」ではない。彼らは宗教上の理由で、輸血をしないでできるだけの治療をしてほしいと要望している。最高裁まで上がった判例もある。それは輸血しないで治療してほしいという意思表示が表明されているにもかかわらず、輸血を行った医師が訴えられた裁判で、医師は敗訴した。

一方、大量出血で輸血が必要な状態でも、患者さんの希望を容れて輸血をしない治療の結果死亡したが、全く医事紛争にならなかった事例もある。結果ではなく、自己決定権を尊重したかどうかが分かれ目になっている。

人工呼吸器は使わないで肺炎のできるだけの治療をしてほしい、血液透析はしないで腎不全のできるだけの治療をしてほしい、胃瘻はしないで嚥下障害のできるだけの治療をしてほしい、輸血をしないで出血のできるだけの治療をしてほしい……という患者さんやご家族の希望、意思は尊重されなくてはならない。医療の主役は医師ではなく、あくまで患者さんやご家族だからだ。そのことを伝えるために、僕は毎年、医学生の講義で必ず一回、このテーマの回を作り、エホバの証人教団の方々にも参加していただいている。

リスクの説明を受け、リスクを理解したうえで特定の治療を拒否する場合や別の治療を選択するのは患者さんの権利である。正常な判断能力のある成人であれば宗教上の理由で、輸血しないで最善の治療をしてほしい、という希望を叶えるのはさほど難しくはない。

しかし、この中学生のような未成年の場合はどうだろう。患者さんの権利に関する世界医学会のリスボン宣言には「法的無能力者が合理的な判断をし得る場合、その意思決定は尊重されなければならず、……」と記載されている。つまり、例え法律上は判断能力がないとみなされる未成年であっても、しっかりした判断ができる患者さんだと医師が判断した場合には、その意思を尊重するべきだというのである。自分で妥当な判断力をもっているとみなされるのは、一般的には十代後半以降であろう。彼女のように十代前半の場合に、合理的な判断をし得るかどうかを見極めるのは容易ではない。

裁判になった場合にどうなるかということとは別に、医師として、あのとき輸血しないと決めた自分が下した決断が正しかったのかどうか、未だに自信がない。もし、あのまま亡くなってしまっていたら、僕は一生後悔したかもしれない。しかし、あのときの彼女の目は、一瞬だったが、間違いなく毅然とした大人の目だった。

医の舞台　主役は常に　患者さん

救急車の受け入れ拒否

その朝、日勤に入ると一人の看護師が明らかに憔悴しきっている。昨夜お母さんが交通事故に遭ったのだ。事故直後は意識があったから、娘が働いている病院へ搬送してほしいという希望を話すことができた。救急隊はこちらへ向かおうとしたが、病院側に受け入れを断られたというのだ。やむなく別の病院に搬送され、結局亡くなった。

多発外傷の治療は一刻を争う。救急車の到着が遅れるほど救命率は下がる。ただそれは一般論で、うちの病院で受け入れたとしても助けられなかったかもしれない。しかし、「もし受け入れを断られなければ」、「もし処置が早ければ」という思いは家族として耐え難いものだ。

「自分が勤めている病院に救急搬送を断られるとは夢にも思っていなかった。こんな情けない思いをするなんて」と彼女は泣き崩れた。僕はかける言葉がなかった。

僕が医師になりたての頃は、救急車は事前の連絡など行わずに患者さんを搬送するのが普通だった。救急室で働いていると、突然サイレンの音が聞こえ始める。最初に気付いた者が「救急車のサイレンじゃない？」と呟くと、誰かが「空耳でしょう？」と言う。しばらくして皆にも聞こえる大きさになると「ああ、やっぱり！」と最初に聞こえた者が胸を張る。そしてとりあえず重症治療用のストレッチャーを準備する、という具合である。

とりあえず、というのは、到着するまでどんな状態の患者さんかわからないからだ。それでも救急車を断ることはなかった。今から思えば、古き良き時代といえるのかもしれない。それがいつの間にか救急隊は搬送前に病院にお伺いを立てなくてはならないようになり、病院が救急車の受け入れを断ることが、まかり通るようになった。

救急車の受け入れ拒否が起こるようになったのは、医学が進歩し医師が専門分化しすぎたことが最も大きな要因だろう。平日の日中はいい。患者さんはそれぞれの分野のスペシャリストによる、高度な医療を受けることができる。しかし夜間や週末は、病院スタッフが大幅に少ない。最低限の応急処置が施せればいいとはいえ、医学の進歩のために急病やケガの応急処置自体も複雑になって、応急処置自体が専門領域になった。そして高度に専門分化した医師は自分の専門外に弱くなり、専門外の対応ができなくなってしまった。こうなると、救急隊からの連絡で自分の専門外だとわかると、当直医は「該当科医師不在」を理由に受け入れを断ることになる。

もう一つの理由は、転院搬送の仕組みが確立されていないことだ。もし受け入れた救急患者の治療を自院で行うことができなくても、近くの別の病院が受け入れてくれることが確実であれば、「まずうちで診てあげよう、うちで治療できない患者さんだったら搬送してあげたらいい」と受け入れをするだろう。しかし託そうとした病院から断られると行き場がなくなり、危険な状態になるかもしれない。それなら、最初から専門外の救急患者は受け入れないほうが無難、という考えになってしまう。

かつては、そんなときには同じ出身大学の医師同士が助け合うことで解決していた。ところが今や、同窓人脈ではカヴァーできないほどに救急車の出動件数が増えてしまった。ある時期まではそのやり方で解決できていたために、きちんとしたネットワークを構築するのが遅れたのかもしれない。

医師の出身大学が違っても、救急病院同士が互いに助け合える良好な関係であれば救急車の受け入れ拒否にはなりにくい。普段は交流がない医師や病院でも救急患者に関してだけは協力し合って欲しいと思うが、日頃難しいことを緊急のときだけできるだろうかと危ぶむのは、僕だけではないだろう。

僕は救急医として大学に赴任したが、救急が軌道に乗ってからは総合診療部を担当することになった。先述したように、高度に専門分化した医療の弊害を感じてはいたが、実際やってみると患者さんをトータルに診ることがいかに大切かわかった。そして総合診療部で診療を続けるうちに、今度は患者さんの生活と人生という視点が欠かせないと気付いた。

医療の進歩により、ひと昔前なら助からなかった命を取り留めることができるケースが増えた。それはとても喜ばしいことではあるのだが、取り留めた後の人生は長い。病気やケガの後遺症といった、体のさまざまな不具合とずっと付き合わなければならない。そうなると医療や治療は人生のある特定の時期だけ関わるものではなく、身近な日常のものとなる。生活のなかでどうバランスを取っていくのかを考えざるを得ない。

救急、総合診療に続いて地域医療推進講座を担当することになったのは、ちょうどそんなことを考えていたときだった。

地域医療推進講座は、地方の医師不足に代表されるさまざまな医療格差の課題解決を主な目的とする。

医療資源は都市部に集中しがちだ。イナカはどうしても手薄になりやすい。医師不足の常態化は、もはや大学からの医師派遣では凌ぎきれない問題になっていた。なぜ都会に集中するのか。勉強の機会が多い（と考えられている）からだ。では、イナカにいても勉強の機会があればよいではないか。教育力が高ければ、イナカも魅力ある研修先となる。

講座の所属医師で手分けして、当直に出ることの多い研修医にカンファランスとアドバイスの出前を始めた。県内の各地を毎月回る。夜な夜な回る。夜出かけていくのは日勤後の時間にカンファランスを行うためだ。

ほどなくカンファランスでは、学びにつながる良い事例が取り上げられることが多くなってきた。取り上げられる事例から、日々の診療内容もレベルが上がっているのがわかる。教育は確実に実を結ぶのだ。こちらも夜間や休日の救急対応の状況を把握し、助言ができる。

現在、福井県の救急の受け入れ拒否は全国でも少ないほうから数えられる状況だ。

僕の仕事は、ひと回りして、原点である救急に帰ってきた。

あの、お母さんを亡くされた看護師は、今どうしているだろうか、と時々思い出す。

この原稿を書いている二〇一七年の春、僕は定年退官となった。出前カンファランスからも引退をするところだったが、求めがあったので引き続き県内の研修医の支援を行っている。

急患の　受け入れこそが　医の原点

ホメホメ大作戦

米国の友人が勤める大学病院を訪ねた際に、職員の名札に小さな真紅の薔薇が付いているのに目が留まった。なかには名札が薔薇で埋め尽くされて、肝心の名前が読めない人もいる。そうなると、もはや名札というよりは、華やかな薔薇のブローチを着けているように見える。

どういう趣旨のものか訊いてみた。患者さんやそのご家族から御礼の手紙やメールがあると、病院がそのスタッフに一つずつ支給するのだそうだ。感謝の意味を薔薇で表しているのだ。どうりで、小さな薔薇たちは、誇らしげに彼らの胸を飾っていたわけだ。

日本では、ミスの発生やクレームのあったときに担当の職員が注意されることはあっても、いいことがあったと褒められる例はあまりない。マイナス評価は行われるが、プラス評価は行われにくいお国柄だ。

いいことは早速取り入れたいと、帰国してから早速、病院のスタッフを褒める仕組み作りを提案してみた。その結果、病院長賞が創設された。年に一度いろいろな領域のスタッフが表彰されるようになった。表彰をきっかけにして、異なる部署の人を知るなど、別のよい効果も表れた。
自分の身の回りでもいくつか実行してみた。
講義中にいい質問をした学生がいたら、僕の本を賞品にして表彰する。
研修医の最終評価試験で成績優秀者を表彰する。
その年にいい仕事をした部署のスタッフを忘年会で表彰する。
適切な判断で救急患者の転送をされた御開業の先生への返書に、称賛の一行を書く。
救急救命士の救命処置によって重症患者が社会復帰したときに「寺澤賞」を出す。
どうしても、表彰に偏りがちだ。なかなか名札の薔薇のようにスマートにはいかない。

本当は、称える気持ちを表すことが主であるから、賞品はあくまで副賞であって、伝える言葉にきちんと心をこめなければ主客転倒だとあるとき気付いた。どんな言葉で、どう伝えるか、これまたいろいろやってみた。
僕なりのコツは、ややテンションを上げ気味に言うこと。「それは凄いねえ！」「よく頑張ったねえ！」「偉い！」「上出来だよ！」「よくできたねえ！」「それができる人はあまりいないよ！」「お見事！」などなど。僕の場合はいつ頃からか、「よお〜し」と大きくうなずくのが口癖になった。要は、相手を元気にして、気持ちを上向きにすることが、いい結果につながればいい。これはあらゆる場面で応用可能だ。

患者さんやご家族もまず褒める。糖尿病の患者さんは体重が増えたときに注意するより、体重が減ったときに褒める。不規則な受診の患者さんは、予約日に来なかったことを責めるより、今日は天気が悪いのに、よく来たねと褒める。装いのコーディネートやバッグ、帽子などのセンスの良さを褒める。仕事を休んで親の受診日に付き添ってきた子どもたちや、御嫁さんを褒める。褒めることから始まる会話は場が和み、なんでも話せる医師、なんでも訊ける医師だと受け入れていただける。気持ちがほぐれたときにふともらしたひと言が、診療上大切なヒントになることもある。そのことで間違いも少なくなる。いいことずくめではないか。

褒め上手　必ず和む　診察室

病院のスタッフに注意したいことがあるときにも、「まずどこか褒めて、そして注意したいことを言い、そして最後にどこか褒める」ようにしている。名付けてサンドイッチ作戦だ。パンでメインを挟むのだ。いきなり頭ごなしに叱られるのを人はよしとしない。叱られたこと、責められたこと、そういうネガティブな感情ばかりが残り、肝心の内容が心に届かない。ただ、最近、部署の若い人たちを褒めると、「私に何か注意したいことがあるんでしょ、なんですか、はっきり言ってください」と先回りされるようになってしまった。……ばれたか。

責めるより　褒めて育てる　門下生

救急車よりもウォークイン？

海外では著者の名を冠した専門書をよく見かける。例えば、『ハリソンの内科学』『ネルソンの小児科学』といった具合だ。僕がアメリカで師事した医師も、その名のついた著書がある大物だった。三十年の長きにわたって救急医学のスタンダードであり続けている『ローゼンの救急医学』で知られるピーター・ローゼン。その内容もページ数も最上級の本をまとめ上げたことからもわかるように、彼は、仕事に関してとても熱い情熱を持っていた。救急室ではしばしば彼の叱責が飛んだ。熊のような大きな身体と、独特の響く太い声と、黒い髭という威圧感の塊のような風貌も相まって、若い医師たちは「ピーター」とファーストネームで呼んではいるものの、いつ雷が落ちるだろうかと不安そうにしているのがそばで見ていてもよくわかった。僕は救急に関する予備知識が全くないまま海を渡ったので、そんな大御所とは知らず、彼の家に居候をしてデンバー総合病院へ通っていた。

一度、厳しく叱られたことがある。

食事中だった彼は、フォークとナイフをテーブルに投げ出すように置き、強い調子で何か言った。「そんなこともわかっていない状態で米国まで救急の研修に来たのか⁉」という内容だった。とても怖かった。彼が本気で叱り、僕に伝えようとしたのは何だったのか。

その日の午後、彼は自家用車で救急室に来た一見、元気そうな若者をとても慎重に診察し、帰宅させるときに優しく幾つかのアドバイスをした。夕食をしながら、僕は「貴方は救急車で搬送された重症の患者さんよりも、自家用車で受診した比較的軽症の患者さんに対するときのほうがとても慎重に見えますね」と言ってしまった。それが愚問中の愚問だったらしい。

彼の説明はこうだった。救急車で搬送されると皆が注目し、複数のスタッフが目を光らせながら診療が進むので、大きな間違いはまず起きない。しかし、自家用車で来院し、歩いて救急室に受診する（ウォークイン）患者さんはたいてい一人の医師が診る。その場合、一人だからわずかな兆候の見逃しが起こりやすい。また受診の時点では重篤ではなかったので、悪化を食い止める機会があったにもかかわらず、そのタイミングを逸して取り返しのつかない結果を招くかもしれない。だから救急車で搬送される場合よりもウォークインでの受診のときに慎重になるのは当たり前だという。彼によれば、救急医として働く際の最低限の心構えなのだ。

彼は後に、ある本※の序文で「一見軽症に見える患者達のなかに紛れて受診する致命的な疾患の患者を見つける診療を、あまり時間とお金をかけないでやるには、高度の専門知識と経験が要る」と述べている。

救急車で来た患者さんよりウォークインの患者さんのほうが医療安全上はリスクが高いとわかれば、軽症患者をも慎重に診療し、そして優しくアドバイスして別れるようになる。とはいうものの、僕がちゃんとそうできるようになったのは、叱られてから二十年以上も経ってからだった。

わかってはいた。でも、次々に重症患者が訪れる救急室で、その教えを忠実に実行することはなかなかできなかった。ウォークインの患者さんで、本当に取り返しのつかないことが起こるのを目の当たりにするまでは。

高度な専門知識と経験がない若い医師が、自家用車で救急室に受診した一見軽症そうな患者さんを軽く診療しているのを見るたびに、あの愚問を発してしまった自分、二十年以上も師の教えを生かせなかった自分を思い出しながら、ピーター・ローゼンの話をすることにしている。

怖いのは　救急車より　ウォークイン

※　マイナーエマージェンシー、著：Philip Buttaravoli、監訳：大滝純司、医歯薬出版、二〇〇九年

教授選考

大学教授になって数年が過ぎたころ、文部科学省のとある役職の方から会いたいと申し出があったので、上京する日の便を繰り上げて指定の場所に赴いた。開口一番、彼は「大学の医学部で今改善すべきことは何だと思いますか?」と訊くので、僕は教授選考の物差しを変えるべきだという一点に集中して意見を述べた。

これまで日本の医学部における教授選考で最も重要視されてきたのは、インパクトファクターという数字だった。ひと言で言えば、世界的な医学雑誌に掲載されるような論文をどれくらい書いてきたかを点数にしたものだ。選考委員会は、まず研究業績の数値が高い候補者を三人に絞る。教授会はその三人から選挙で教授を決める。教授会自体、そうやって選ばれた人間の集まりだから、新しい教授も当然同じ物差しでしか選ばれない。

つまり、教授選考では診療、教育、社会貢献、そして何よりも重要な人間性などは二の次または三の次となる。研究業績は世界的なレベルであっても、実際の患者さんを前にしたときの診療能力が低い内科系教授や、手術が下手な外科系診療科の教授が誕生するという、驚くべき事態が出来するのはそのためだ。

その結果、マスメディアが報じるような不幸な患者さんが大学病院で発生したり、診療、教育、社会活動などを頑張っている魅力的な若手医師が意欲を失くして大学を去っていくなどの弊害が起こる。

それらを防ぐために、僕は二つの仕組みを提案した。

まず一つ目の提案は、各診療科に二人の教授を配置する仕組みである。役割を分担させるのだ。そもそも一人の教授がオールマイティなはずがない。研修業績で選ばれる研究教授と、診療能力で選ばれる臨床教授の二人が居れば、医学部の使命である研究も大学病院での診療も高いレベルが維持される。今の教授と准教授の給料を足して二分して、二人分の教授の給料に充てればコストの問題は回避できるだろう。

二つ目の提案は、研究業績のインパクトファクターだけでなく、診療能力（クリニカルファクター）、教育能力（エデュケーションファクター）、社会貢献（ソーシャルファクター）、人間力（ヒューマンファクター）という他の四つのファクターも数値化して、医師を五つのファクターの持ち点で評価する仕組みである。海外では以前から導入されている。教授選考ではまず、診療能力の数値と人間性の数値が一定以上であることを必須とすれば、大学病院で信じられないような診療がまかり通ることもなくなる。加えて、五つの数値の合計が特定の数値以上なら誰でも教授候補の資格が得られるのであれば、後輩教育や社会貢献で評価されて教授になる医師が出る。そうすれば、大学の若手医師があらゆる領域に意欲的に取り組むことができて、どの領域で頑張っても正当な評価を得ることになる。評価指標の多元化は、大学側にもメリットがある。次期教授に何を期待するかで候補者を戦略的に絞り込むことが容易になる。

僕はこの面談の後に二つの講演が控えていることも忘れ、熱弁を奮った。話し終えたときには会場入りの時間が迫り、声もかすれていたが構わなかった。彼も目を輝かせて聴いてくれた。

しかし、彼は次の春にあっさりと人事異動で去っていき、後任の方も何代か代替わりしたが、何かが動き出す気配はない。もちろん、僕は自分の提案通りの変化がすぐ起きるなどと甘い期待はしていなかった。でも胸の中で冷たい風が吹くのを止められなかった。

間違えて　被害甚大　教授選

大動脈解離

職場で突然心肺停止となった男性が搬送された。心肺蘇生を行ったが、残念ながら功を奏さず亡くなられた。

娘さんが三人あったようだ。次々に駆け付けて来て、お父さん、と取りすがる。ご家族が「どうして？　どうして？　今朝元気に出かけたのにどうして？」と口々に泣きながら繰り返す光景は、救急医として何度遭遇してもつらい、つらい場面だ。承諾をいただき、御遺体のＣＴスキャンをさせていただいた。死因は大動脈解離の破裂による胸腔への大出血とわかった。

不審死であれば否応なしに司法解剖になるのだが、そうでない場合、死因解明のために解剖をしましょうとは僕には言えない。急にご家族を失ったうえに、その体にメスを入れるとなったら、その心痛たるやいかばかりか察するにあまりある。こういう場合はＣＴスキャンを提案することにしている。体を傷付けずに体内の状態を調べることができるからだ。

まず、頭部ＣＴスキャンから始める。クモ膜下出血が見つかればそこまで。異常がなければ、胸腹部もスキャンする。大動脈解離、大量血胸、心嚢血腫などが見つかればそれが死因だと特定できる。最近になってこれらを系統的に行うことが提唱されて、ＡＩ（Autopsy Imaging）と呼ばれるようになった。名前がつくのは普及の証。自分はＡＩの先駆けではないかと思っている。

遺族に対する死因の説明はとても重要だ。大切な家族がなぜ亡くなったのかを知りたいと思うのは、ごく自然なことだ。死因がはっきりしないと、本当は助かる病気だったのに医師の技術不足で亡くなったのではないか、とか、別の病院に搬送されていたら助かったのではないか、という疑念をもったり、自分たちが発症の兆候に気付くことができたら死なずに済んだかもしれない、という自責の念に駆られたりする。それは彼らの立ち直りの妨げになってしまう。

ＣＴスキャンで判明した死因から、どこの病院に搬送されてもどのような名医が診ても救命は不可能だったことや、その朝予兆に気付けば防ぐことができたなどというものではなく突然死に近い状態だったのだとわかると、そんな気持ちにならずに済む。悲しみのなかでも、そうして気持ちの区切りをつける方が多い。

冒頭に書いた、大動脈解離で亡くなった方がご自宅に帰る準備が整った。悄然と待ち合い室のソファに座る三人を別室に招き、最後の説明をする。

まず心からのお悔やみを申し上げる。そして救急隊も病院スタッフも全力を挙げて心肺蘇生をさせていただいたが、お父さんの大動脈解離は手術が間に合わない状態だったこと、そのために救命が不可能なものだったと告げる。

最後に（別室に呼んだのはこれが主目的なのだが）、大動脈解離の原因は、高血圧だったのに自覚症状がないため治療がなされず、生活習慣も変えずに長年そのままになっていたことから、動脈硬化が起きて発生したと考える、と付け加える。ついては、お父さんの遺伝子をもらっているあなたたちも高血圧のリスクがあるので、高血圧に関心をもって生きて欲しいと、ここはやや強めに言う。

お父さんが亡くなったことはもう取り返しがつかないことだけれど、残されたあなたたちにはまだこれからの人生がある。体に現れるわずかなサインにも気を付けなさいというお父さんからの最後のメッセージだと思って、健康管理に取り組んでもらいたい、と続ける。

高血圧にならないためにどうしたらいいのでしょう、と問われたら、総論から各論へと進む。食事や生活習慣で注意すべき点を説明する。そして何事も早期の対策が重要だから「血圧が高め」と言われた時点から、かかりつけの医師に相談し始めたほうがいいですよと勧める。

救急医としては、搬送されてきた患者さんの救命が本来の守備範囲であるのだが、医師としては、こうしてご家族の健康管理に影響を与えることで、未来の患者さんを減らすことができないかと、いつも思っている。

目指すのは「家庭医の心を持つ救急医」だと、ひそかに名付けたが、こちらのほうはまだＡＩ（Autopsy Imaging）ほどには普及していない。

家庭医の　優しさ携え　救急医

K先生

泌尿器科医のK先生と初めて会ったのは、故郷の公立病院に赴任して半年ほど経ったころだった。バレンタインデーが迫ったある日、突然救急の控室に現れて、「長年この病院で最もたくさんのチョコレートをもらっていたのは僕だが、今年は君のほうが僕より多いと予想する看護師が多い。君は幾つくらいもらうつもりか？」と訊いてきたのだ。へ、へんな奴。見れば年の頃は僕より幾つか上のようだが、言っている内容はまるで中学生じゃないか。「はあ？」と面食らう僕を見て、看護師たちがくすくす笑う。彼はどうやら有名人らしい。

彼は全く意に介さずに続ける。「現時点で僕にチョコレートをくれる予定の女性は三十五名だが、君はそれ以上もらう自信があるか？」もらう前にわかるものか。君こそどうしてそれがわかるのだ？

心の声が聞こえたかのように、年かさの看護師が耳打ちしてきた。「K先生は毎年二月十四日が近付くと『一番、必ずくれる。二番、くれるかもしれない。三番、絶対くれない。君は何番か？』と私たちに訊いて回るんですよ」まさかと口に出かかったが、ご本人は大真面目のようだ。当日の昼にも、だめ押しのように、「中間報告をしたまえ」とやってきた。ここまでくればあっぱれだ。受けて立とうじゃないか。

こうして彼が一方的に宣戦布告してきた二月のチョコレート獲得首位争いは、その後毎年繰り広げられることになる。

次はある月の医局会だった。当直のことが議題になり、彼は当直から泌尿器科医を外してほしいと執拗に主張した。それればかりか「夜に急病になったり、交通事故に遭う人たちはいい医療が受けられなくても運が悪かったと思って諦めてもらうべきだ」と発言して皆の顰蹙をかった。僕のなかでもＫ先生はへんな奴からムカツク奴に変わった。とはいえ、同じ病院だから無視して仕事をするわけにはいかない。そんなときに限って泌尿器科にコンサルテーションしなければならない救急患者がしばしば発生したし、彼からもこんな依頼があった。

当時その病院には泌尿器科医が二人しかいなかったので、二人とも手術室に入ってしまうと、泌尿器科病棟で急変患者が発生したら手術を中断して病棟に行かねばならない。そのような場合に泌尿器科病棟へ駆けつけてもらえないかというのだ。

なるほどそれは困るだろうが、救急が大嫌いだと公言する彼の頼みを聞き入れるのに何のわだかまりもなかったといえば、嘘になる。彼に押し切られて引き受けた、というのが正直なところだ。だが意地を張らなくて良かった。なかなか現れない主治医を待つ急変患者の心細さや、手術を中断するリスクを考えれば、何とかしなくてはならないことは明らかだからだ。

急変患者の対応ができるようにレクチャーを受けてみると、彼の別の面が見えてきた。ユーモアがある。説明の仕方に独特のセンスがある。看護師に人気があるのはこれだな、と思った。専門は違ったが、治療法の選択や投薬についての考え方に互いに共感する部分が多いこともわかった。

何かが変わり始めた。あれほど夜に起こされることが苦痛だと言っていた彼が、少しずつ救急に協力してくれるようになった。僕が深夜に泌尿器科の救急患者のことで自宅に電話するとすぐ来てくれて、丁寧に教えてくれた。

彼も変わったが僕も変わった。その頃の僕は救急部立ち上げがうまくいかずに悩んでいたから、救急が嫌いな医師を敵視してしまう自分を止められなかった。でもよく考えれば医師だって人間だ。ぐっすり眠っている夜中に起こされるのはつらいし、家族との予定が入っている休日に呼び出されるのはうれしくはない。救急が嫌いな医師は普通の医師で、救急を専門に生きる自分のほうが変わっているのだと考えられるようになった。

救急医療を良くするには僕のような救急専門医を増やすより、救急専門医に協力的な各科の専門医を増やすほうが早道だと気付かせてくれたのも、また彼だった。何よりも、救急に不熱心な医師に対して攻撃的にならず友好的に接したほうが、早く協力者を増やせると悟ったことは大きい。彼のおかげで、長いトンネルから抜け出すことができたと言っても過言ではない。僕は多くの協力者に恵まれて、故郷の病院に定着することができた。

いつしか彼とは仕事だけでなく、楽しい時間を共有するようになっていた。少ない空き時間をやりくりしてゴルフをするのが、何よりの楽しみになった。ラウンド中の会話も面白く、笑いが絶えない。あるとき彼は言った。「今は無理だけど、退職したら一緒にアメリカのコースを回ろう。一カ所や二カ所じゃない、ひと月かけた大ツアーだ。すごいだろう。万が一何かあっても、救急医がいれば安心だしな」

彼が心臓の持病であっけなく世を去ったのは、ある年の暮れだった。彼も僕も病気を意識してはいたが、働き盛りの年代ということもあって、命にかかわる状態になるとは思っていなかった。もっと気を付ければよかったと、悔やんでも悔やみきれない。救急医の友人は役に立たなかった。僕は自分を責めた。

七回忌が過ぎた。今でも、バレンタインデーになると、「中間報告をしたまえ」と彼が現れるような気がしてならない。

友が逝く　霙《みぞれ》のなかで　打ち震え

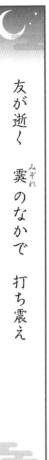

過疎地の診療所

人口減少社会だという。首都圏のみが常にプラスで、一人勝ちの様相を呈している。あの超過密都市での人口増はもはや〝勝ち〟とは呼べないが、流れはなかなか止まらない。医療の世界でも都市部への集中は続いている。

都会の大学を卒業して、故郷の地方の病院で研修しようとする医学生に、クラスメイトは「そんな田舎に引っ込んでどうすんの？　田舎医者になっちゃうよ、それでもいいの？」と言うそうだ。

確かに、都会には先端や最新の何かがありそうで、若い人たちの心は揺れる。大事な進路をどうやって決めようかと、よく相談を受ける。

そんな迷える子羊の皆さんに、僕からとっておきのアドバイスを贈ろう。

ずばり、一度は過疎地の診療所で研修するべし。

理由は次の三つ。

一、検査機器が限られていて、結果も迅速には出ないので、問診や目視での観察から診断につなげるスキルが磨かれる。

二、治療の選択肢も限られているので、目の前の緊急事態を乗り越えるために知恵を絞るノウハウが得られる。

三、専門医も限られているので、紹介の見極めやスムーズに紹介をする・される訓練ができる。

これら三つに加えて、もう一つ大きなメリットがある。患者さんやご家族にじっくり向き合う姿勢を身に付けることができるのだ。

将来、どの方向に進むにしても、傷病を治療することに気を取られるあまりに、患者さんという人間を診ることが二の次になってしまう本末転倒の陥穽《かんせい》が、きっとどこかで君の前に現れる。それを防ぐには、患者さんやご家族にじっくり向き合う姿勢を身に付けておくしかないからだ。

過疎地の診療所に行ったきりで戻って来られない、なんてことはない。短くていい。一回でいい。ぜひトライしてみてほしい。

ある若手医師に、「過疎地の診療所で働いてみない?」とアドバイスしたことがある。彼女の返事は「救急専門医を目指していますので、診療所の研修は必要ありません」だった。

救急医を目指そうという研修医は、概してその熱い意欲が、患者さんやご家族への配慮という方向には発揮されにくい傾向がある。その点の不足をなんとかできないかと思ってのことだった。何回か勧めて、彼女はしぶしぶ一カ月だけ診療所に行くことを承知した。戻って来たときの第一声は「なぜ、先生が診療所に行くよう勧めてくださったのか、よくわかりました。危ない救急医になるところでした。一カ月でなく、三カ月行けばよかったくらいです」だった。

診療所での研修から戻ってからの救急室での働きぶりは、期待通り、いやそれ以上のものだった。患者さんやご家族への配慮が行き届き、話を聴いてあげることができる医師になった。今彼女は海外で救急医学の研修をしている。その研究は自己実現などという狭い成果ではなく、広く、深く患者さんとそのご家族を救うことにつながるに違いない。

診療所での一カ月が一人の医師の可能性を引き出したのだ。

都会より　地方が育む　医の心

話していいんですか⁉

休日の昼下がり、救急室ナースステーションの外線電話が鳴った。その電話が鳴るのは主に救急車搬送依頼のときだから、室内には緊張が走る。どうか、心肺停止でありませんように。口にはしないが皆が祈っているのがわかる。しかし漏れ聞こえるいくつかのやり取りからすると、どうやら救急車搬送ではないらしい。皆の関心は急速に離れていった。

電話は続いている。僕は気になって近付いた。救急室にかかってくる電話は、トラブルのもとになることがとても多いのだ。

「それはできません。患者さんの個人情報に関することですから、お教えできません！」と、きっぱりとした口調で断りを入れている。おや、何やら怪しい雲行きだ。どうしたの？

受話器を手で押さえた彼女は、口早に話す。

県外の救急病院の医師だと名乗る相手からの電話であること。

昏睡患者が救急搬送された。同行者はいない。運転免許証など身元を示す持ち物はないが、僕たちの病院の診察券が出てきた。受診内容やご家族の連絡先を知りたいと言っている。

さて、個人情報だ。個人情報保護法という法律があるらしい。個人の情報は保護しなければいけないらしい。でも個人情報って何。プライバシーとどう違うの。個人情報とプライバシー。よく聞く言葉だが、この二つをきちんと説明できる人はあまりいないのではないか。違いはもちろん、どう対応すべきかとなると、あやふやなままでいるように思う。なんとなく、取り扱い注意というか、危険物というか、剣呑《けんのん》なものというイメージが先行してはいないか。相手の正体がよくわからないと、過剰な反応になってしまう。

プライバシーは医療現場でいえば、傷病名や診療行為の内容など、人に知られたくない情報のことだ。だが誰のことかを特定できなければ、個人情報ではない。だから学会発表などで使用する、仮名になった治療記録は、プライバシーだけど個人情報ではない。名前や住所、生年月日など特定の個人に関する情報が個人情報。ではどう取り扱うか。

個人情報を個人の所有物、と考えればわかりやすい。誰かのものを勝手に使ったり失くしたり貸したりしてはいけないように、勝手に使ったり漏らしたり貸したりしてはいけない。

他人へのまた貸し（正しくは第三者提供と呼ぶらしい）も厳しく制限されているが、いついかなる場合でも提供してはいけないのだろうか。

条例などに定められている、個人情報の第三者提供が認容（難しい言い回しだ）される条件は次のようになっている。（注：項目順や表現方法は各自治体によって異なる）

一、法令に基づく場合。これは民間も公的部門も変わらない。

二、本人の同意または本人への提供。当然と言えば当然だ。

三、出版、報道等により既に公にされている場合。同じく当然認められてしかるべきだろう。

四、行政事務遂行に必要な限度での内部利用。

五、他の行政機関等への必要な範囲での提供。四と五は公的部門に限った条件といえる。さらに、

六、統計作成または学術目的のための提供、

七、犯罪の予防等を目的として特別な理由があると認められるとき、となっている。これだけなら、救急室にかかってきたあの電話は、情報提供を許されるパターンに該当しない。だがよく読むと、僕たちの仕事に大きく関係する項目もきちんと明記されている。

「個人の生命、身体、財産保護のため緊急かつ不可欠」という条件がある。この項目が重要なのだ。生命、身体を守るのは、まさに救急室の任務であり使命だからだ。

僕は看護師から電話を替わり、病院名、医師名、電話番号を訊いた。かけ直して相手を確認するためだ。

医療施設や警察を名乗って患者さんの情報を得ようとする輩がいないとも限らない。というか実は時折あることだから、そのひと手間は欠かさない。今は地元以外の医療施設の検索も容易なので、その病院が実在するかどうかもすぐ調べることができる。

折り返しの電話で、僕は必要と思われることをその医師に伝えた。

正しく知っていれば、やみくもに恐れることはなくて済む。これは情報の取り扱いに限らない。例えば、新しい知見や珍しい技術についても同じことがいえる。いや、むしろ世界はそんなもので満ちていると言っていい。僕の隣で、「話してもいいんですか」と目を丸くしていた看護師を笑ってはいけない。僕だって個人情報ではなく違う何かで似たようなことをするかもしれない。

正しく知って、注意すべき点があればしっかり押さえる。知ったうえで自分のスタンスを決める。大切なことを確認させてもらった出来事だった。

情報の　開示が救う　命あり

研修医教育のＡＢＣＤ

「心筋梗塞みたいとは何事だ、心筋梗塞に間違いないとわかってから電話しろ！」と怒鳴られて、内線は切れた。医師になって一カ月、初めて急性心筋梗塞の患者さんを診断して救急室から心臓専門医に電話したときのことである。深夜三時だった。その直後に患者さんは僕の目の前で心肺停止した。

Ａ：アホ！　Ｂ：バカ！　Ｃ：カス！　Ｄ：ドケ！

ひと昔前の研修医教育のＡＢＣＤと言われていたのがこれである。実は後にＥも追加されて、「イイカゲンニシロ！」だった。僕は軍隊で鍛えられた父親に農作業や山仕事でよく怒鳴られたので、このような罵声にはある程度は慣れていた。だが、同僚や後輩のなかには心を壊して自らその病院を去った者もいた。親しかった同僚や後輩が去って行くのを見るうち、そういう教育に関して少しずつ疑問を感じ始めた。

このような教育姿勢は一般的に短気で怒りっぽい体育会系、肉食系、武闘派と呼ばれる医師たちに共通している。彼らにかかると草食系の研修医は木っ端みじんとなるのだ。

いわゆる武闘派医師たちは研修医教育に大きな貢献をしてきた。彼らは、阿川佐和子氏がその著書で書いている「叱られる力」を研修医に育んでくれる。次に、研修医に「気配り力」を付けてくれる。研修医は救急室で武闘派医師に応援を求めるときに、叱られないように周到な準備をしようとする。その際に気配り力が培われるのだ。また武闘派医師はこよなく手技を愛し、その手技は神業的だ。研修医は彼らから素晴しい手技を学ぶことができる。

ただ残念なことに、彼らの教育スタイルは彼らと同様の体育会系や肉食系の新人医師にしか通用しない。しかもそのことに気付いていない。自分たちがそういう教育で鍛えられて今日があるため、教える側に回ったときも同じスタイルを堅持しようとする。彼らは自分に厳しい。そして他人にはより厳しいのだ。

武闘派医師たちは今、後継者の獲得に苦戦している。自分が優秀過ぎるからか、平均的な人が怠け者に見えてしまい、攻撃的な接し方になる。海外留学を終えた有能な医師に多い気がするのは僕だけだろうか。めざましい成績を残したスポーツ選手が必ずしも優れた監督になり得ないことに似ている。「自分の七割できたら褒める姿勢をもつ」と言った人がいるが、まさにそのとおりで、それができれば、多くの新人教育は必ずうまくいくし、後継者を得ることも難しくない。

葉室麟氏の小説『蒼天見ゆ』で、「自らに厳しい者は人にも厳しい。それゆえ、敵を作り、味方を失う。それでは何事もなせぬものだ」という一節が出てくる。さらに「春風を以って人に接し、秋霜を以って自らを粛む」と書かれるくだりがある。自分には秋の霜のように厳しく生きるが、他人には春の風のように温かく接すると、仲間も自然と増え、大きな変革を成し遂げると言っているのであろう。

新人時代に武闘派医師に電話することが最大のストレスだった僕は、自分が深夜に呼ばれても絶対に怒らない先輩になろうと固く決意した。大学病院で、一緒に当直するのは一年目の医師だった。教授である僕を深夜に起こすのは勇気がいるに違いない。少しでもストレスを減らそうと、当直室のドアを開け放って寝ることにしていた。そして必ず深夜でも爽やかな医師に見えるようにふるまっていた。

自分で新しいABCDEを作ってみた。A：愛情をもって教える　B：（一緒に）勉強する姿勢で教える　C：叱り上手　D：度量（責任は僕がもつからやってみなさい）　E：いいねと言って褒める。

武闘派に　負けるな草食　研修医

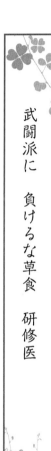

できるだけのこと

朝一番に受けた報告は、昨夜集中治療室に入院した患者さんについてのものだった。自宅のベッドで心肺停止の状態で見つかって救急搬送され、当直救急医による心肺蘇生で心臓は動き始めたものの、意識が戻らない。心臓が止まっていた時間が長く、脳が酸素不足のために元に戻らない状態となったのだ。カルテを調べると、六年前の脳梗塞以来、自宅で寝たきりの生活で、数年前から認知症を発症、御年《おん》九十三歳。

担当医師が今後の治療をどこまで積極的にやるかをご家族で相談して決めてほしいと伝えると、家族会議が開かれて、「できるだけのことをしてほしい」という結論になり、集中治療室での治療に決まったという。

「できるだけのこと」がどれほどあるのだろうと思いながら、集中治療室に向かった。患者さんは昏睡状態で人工呼吸器が付けられ、点滴で血圧が維持されていた。もし、人工呼吸器をはずし、血圧を上げる薬の点滴をやめると、しばらくで亡くなるだろう。僕は集中治療室の控室に集まっていたご家族に、残念なことに回復の見込みがないと告げた。回復の可能性がないのに、このまま集中治療を続けて命だけを延ばすのは残酷過ぎるのではないかと問い、この状態を続けるのが皆さんの心からの希望なのかと訊いた。そして、ここまで長生きされた方が回復の見込みがない場合、積極的な治療を控えて看取るのは決して人の道に外れてはいないと思う、と、僕自身の意見も述べてご家族の意見を訊いた。

すると、「実は私たちもこれ以上の治療は望んでいません、先生にお任せします」と、昨夜とは違う返答があった。そこで僕は患者さんを集中治療室から一般病棟に移すことにした。集中治療室は厳格な衛生管理を行うため、人の出入りは制限せざるを得ない。ご家族が見守るなかで息を引き取るということができないのだ。無論、一般病棟とて通常は二十四時間出入り自由というわけではないが、面会時間のルールであれば主治医の計らいで緩和することも可能だ。入室時間を問わないよう指示を出し、ずっとベッドの傍についていて、いつでも声をかけたり身体を撫でたりできるようにした。患者さんは翌朝、ご家族に看取られて亡くなった。僕がまず死に水をとり、長男にも促した。長男に続き、皆で次々と死に水をとって見送った。

急変した患者さんのご家族は、皆気が動転している。そのなかで医師に「今後どこまで治療するかをご家族で決めてください」と言われると、たいていは「できるだけのことをしてください」となる。特に、遠方に暮らす子どもたちほど、「できるだけ」に込めるものが大きい。親元から離れていたから、まだ十分な親孝行ができていないという悔いがあって、今ここで見送ることしかできないという状況に耐えられないのだろう。しかし、医師としての経験に基づいた意見を言ってから希望を訊くと、適切でない延命治療を望まないという結論になることが多い。そして、良い別れ、看取りの時間をつくることができる。

大事なのは「これ以上の医療をしないで看取るという選択は、決して人の道に外れてはいない」と医師がきちんと伝えてあげることだと思う。

ふつうの人の、ふつうの生活のなかでは、命にかかわる判断を迫られることはほとんどない。病状悪化が急であればあるほど、心の準備ができていないこともあって、重い決断を身内だけで行うことが困難になる。医師は職業柄、冷静に意見を言うことができるが、医学的な見解を述べるだけでは、突き放されたようにも感じ、かえってどうしたらよいかわからなくなってしまう。そんなときこそ、一歩踏み込んだアドバイスが必要だ。看取りのときを決めるのは勇気がいる。勇気ある決断をする人たちに、医師として何ができるか。「できるだけのことをしてほしい」と望まれたとき、純粋に医学的な意味としてしまうと、実は、できることはそう多くない場合がままある。でも「できるだけのこと」の範囲を、患者さん本人に限定せずに、ご家族を含め患者さんを大切に思っている人たちまでも、と考えれば、まだできることがある。例えば一緒に重い決断を背負うこと、それも医師の仕事だと、僕は思っている。

治療より　看取りで救う　心あり

蕎麦アレルギー

僕は自他ともに認める麺食いだ。ラーメン、ソーメン、パスタにうどん。昼食は毎日のように世界どこかの麺を食べている。なかでも蕎麦は別格だ。

身びいきとも、偏見とも、言わば言え。福井の蕎麦は本当にうまい。だから福井を訪れた皆さんにはぜひ味わっていただきたいのだが、医師としては気になる問題がある。蕎麦アレルギーである。僕が勤める病院にも時折受診される。いつだったか、修学旅行中の生徒さんが搬送されたことがあった。

うっかり昼食に蕎麦を食べてしまったらしい。救急隊が現場に到着したときには意識もうろう、血圧が六十まで下がっていた。症状が出始めてからわずか十数分でそこまで下がったのであれば、次の十数分では致命的な値に落ちると覚悟しなければならない。現場から病院まで三十分はゆうにかかるのだった。厳しい状況といえる。

約四十分後に救急車は到着した。予想に反して、患者さんは意識清明で落ち着いていている。驚いて経過を訊くと、救急隊は長時間の搬送は危険だと判断して、途中の内科医院に寄ったのだという。確かその内科医院は救急指定施設ではないはずだが、救急隊長は応急手当てを要請することを決断したのだ。

医院の駐車場で救急車を停めた数分の間に医師が車内に入り、一見してアナフィラキシーショックと診断し、アドレナリンを筋注してから、このまますぐ病院へ向かうよう指示したそうだ。注射によって窮地を脱し、僕が診たときにはほとんど回復していた。

救急指定ではない内科医院に立ち寄る決断をした救急隊長の英断も立派だが、救急指定ではない御開業の先生が応急手当てを引き受けたことにも頭が下がる。彼女は二人の好判断で救命されたのだった。

後日、救急隊長に「よく途中の医院に立ち寄る決断をしましたね」と褒めた。すると、「外傷患者だったら立ち寄ることは考えませんでした。アナフィラキシーショックなので、内科の先生に対応していただけそうだと思い立ち寄りました」と答えたあとで「ただ……」と口ごもりながら、「こんな重篤な患者は私には何もできないから早く搬送しなさい」ともし断られたら、貴重な時間を無駄にしたと責任を問われるシーンが頭をよぎりましたと、つぶやくように言った。

救急病院まで時間がかかる場所で重症患者を乗せた救急隊長は、きわめて難しい判断を迫られる。時間がかかるが、救急病院を目指すか。途中どこかで応急手当てを乞うか。

どちらが正解ということはない。手遅れのリスクは状態によって異なる。判断の決め手は、適切な応急手当てをしてくれる医師が居る施設が搬送途中にあるかどうかである。救急隊長は管轄内の医療施設の休診日や診療時間、そして医師の専門領域をも把握して良い判断につなげるのだ。

また後日、その内科医に「見事な救命処置でした」と敬意を表すると、思いがけない言葉が返ってきた。「先生から教えてもらった処置ですよ」

そういえば、以前医師会の講演会で救急対応の話をしたような気がする。資料を確認すると、重症なアナフィラキシーショックを一人で診療することになったら、成書に書かれている気道確保（気管挿管）や輸液路確保は時間がかかりすぎるので、アドレナリンの筋注だけを真っ先にするように話していた。

話した本人の記憶が曖昧なのだから、聞いたほうはなおさら記憶に留めている確率は低いだろう。よく覚えていてくださったものだ。いやそれ以上に、よくぞ実践していただいたことよと、ありがたかった。

救急の教科書を執筆するのは大病院の救急医だ。専門家には違いないが、常に複数の医師が同時に動く想定での救急対応が記される。ということは、常に一人で事に当たる診療所の医師や小さい病院の当直医にとっては、条件設定が違いすぎて実際的でない内容も多いのだ。一人で、いつでも、どこでもできる救急対応を説くことが重要だと改めて教えられる機会となった。

僕はほとんど治療の必要のないその女子高生を入院させて、ご家族を待った。駆けつけたご両親に経過を話し、もう状態はよいのだから旅行を続けていいですよと言っても、女の子はあのつらさを思い出したのか、不安そうにしている。

三人で故郷へ帰る相談を始めたので、「ご両親と一緒なら安心できるんじゃない?」と提案した。トラブルはあったものの、終わり良ければすべて良しという旅になったことだろう。

責めを負う　覚悟の決断　人救う

講演の秘訣

　年齢、体調、その他を考慮して最近は減らしたが、ひところ、僕の週末はほとんど講演の予定で埋まっていた。

　A市からB町へ、さらに途中でC村に寄るという、「せっかくここまで来たのだからとことん行きましょう」的な怒涛の連チャンツアーを組んだり、午前と午後で場を変えるダブルヘッダーに臨むなど、体力気力の限りを尽くした。

　なぜそうなるのかという説明は、きわめて単純明快である。依頼を断らず、予定が重なりそうになったらどれかをずらし、さらにはかつて決めた移動手段もパズルのように組み替えて、日程表のどこかに収めるのだ。かくして精巧な細工物のような、美しいスケジュールが出来上がるのだった。

　役者やお笑い芸人がそうであるように、僕にも下積み時代があった。聴衆ひとケタという、試練のステージだ。吹雪の夜の公民館に五人、とか、よく晴れた昼下がりの保健センターにやって来たお年寄りと一対一で向かい合うとか。

会場に入った瞬間、うわっ、とんでもないところへ来てしまったのではないか、と焦るのだが、なに、向こうだって、しまったなあ、居心地悪いなあと思っているのだから、おあいこだ。

最初の頃は、あらかじめ用意した内容を話すことで手いっぱいだったから、相手に合わせて話を変えるなど思いもよらなかったけれど、そのうち、今この場にいるのはどんな立場の、何を求めている人かがわかるようになった。講演の成否は、聴衆が聴きたい内容を、彼らが求める深さで話せるかどうかで決まる。少人数の場ではそういう技術を磨かせてもらった。

今では、講演会場に入ると年代、職種その他を瞬時に鑑別診断し、その場でアレンジを行うのが習慣になっている。研修医へのレクチャーをお願いしますという依頼であっても指導医が同席することは多いし、予想より人数が多いなと思っていると、医師対象のつもりでしたが、せっかくの機会なので他の職種にも聴いてもらうことにしました、なんておっしゃる主催者は、ままある。

準備した内容を会場での最終チェックで変更する。相手によって微妙に味付けを調整する熟練の料理人のごとき鮮やかな手際に、われながらほれぼれする。それもこれも下積み時代あればこそだ。かつての聴衆の皆さん、ありがとう。

どの参加者にも何かを持ち帰っていただきたい、得るところあったという時間にしたいという思いがあれば、必ずやこんなふうになれるので、皆さんも自分には無理だと諦めないでほしい。

ただ、その思いが強すぎると、会場は昏睡者続出という仕儀に相《あい》なる。伝えたいことをめいっぱいのテンションで放出し続けると、聞き手は受け止めきれないのだ。息継ぎをする間《ま》を与えなくてはならない。この息継ぎにあたるのが「笑い」だ。

僕は十分に一回以上は笑っていただけるよう、笑いどころを用意している。笑いで眠気は去り、集中も増す。特に講演の始めと終わりには大きな笑いを設定して、メリハリを付ける。

笑いどころは、その場のノリで適宜はさむジョークの他、スライドにあらかじめ仕込んでおく動画や、会場全体を巻き込むクイズなど、準備しておくものもある。僕が得意としているのは川柳で、いい感じの五七五をいつも考えている。慣れてくると、講演中に思い付くようにすらなる。そうなればしめたもの。大事なのはすべることを恐れないことだ。すべったら、「すみません、すべりました」と謝って、それで笑いをとるという作戦（？）だってある。

僕の講演は面白いとよく言われる。講演だけでなく、カンファランスや医局など他の場面でもそうなので、寺澤先生って生まれつき面白い人なんですね、と思っていらっしゃる方が多いが、実はそうではない。今となっては信じてもらえないが、幼い頃は人を笑わせるどころか、人前でうまく話すことができない内気なはにかみ屋だった。でも長年の取り組みが習慣となり、今では誰かを笑わせたい自分のほうが常態になっている。

つまりユーモア力はプレゼン力と同じ、才能や資質ではなく、訓練なのだ。まずはユーモアに関心を持つこと。そして、いいなと思う話しぶりの人がいたら、真似ることができることはないか、観察すること。真似をして、回数をこなすうちにいつか必ず自分流の味が出てきて、飛躍的に進歩するときが来る。そのためには、どんなオファーも断らずに引き受けてみることだ。

スケジュールは、怒涛の連チャンツアーになるかもしれないけれど。

プレゼンは　聴き手のニーズが　最優先

笑いの力

前の稿で講演と笑いについて書いていたら、もっと書きたくなってきた。笑いについては、長年取り組んでいるので一家言あるのである。

僕にとって笑いとは、初めは講演を最後まで集中して聞いてもらうための手段にすぎなかった。ところがどんなときに笑っていただけるかと聴衆の反応を見ることは、すなわち人間観察に通じると気付いた。また、笑いがもたらす刺激が気分を一新させる効果は、講演では句読点のような役割を果たすが、日常では硬直した人間関係を変えるきっかけになることもわかってきた。

カンファランスは、とてもいい道場となる。実例を挙げよう。

胃痛が主訴の患者さんに腹部エコー実施、異常なし。実は急性心筋梗塞という症例。ベテラン医は研修医に「なぜ心電図を採らぬのか」と、かろうじて質問の形式をとってはいるがその実あからさまな非難をする。

いや、今それを責めても仕方ないよ。その場の全員が思うが、口には出せぬ。出せば

「研修医を責めたベテラン医」に加えて「研修医を責めたベテラン医を責めた誰か」が発生するだけの不毛な展開になる。

そんなとき僕ならこう言う。

「それは、もちろん、そのとき、心電図の器械が故障していたんだよね」

かなりすべっているが、年長者はこうでなければと思っている。カンファランスは尋問でも裁判でもないと皆の前で叱れば、ベテラン医のメンツが立たぬ。笑いに紛らわして場の雰囲気のリセットをするのだ。人は笑いで心を開く。冷静になればベテラン医も、追い詰めるような発言は良くないな、と自分で気付くことができる。かくしてカンファの軌道修正ができるという次第。

こうしたことを繰り返していると、部署全体の雰囲気が良い方向に変わる。すべったギャグもためらわずに言える雰囲気は、ささいな疑問、今さらな質問を口にすることを躊躇しないで済む環境でもある。なんでも訊ける。ここがポイントだ。ヒヤリハットの取りこぼしがない。ミスが減る。つまり、医療安全上の大きな効果があるのだ。

恩恵はこれだけではない。患者さん、付き添うご家族にも笑いは有効だ。病気やケガで落ち込む心が明るくなる。ただシビアな場だけに、さじ加減が難しい。悪ふざけと受け取られては逆効果。日々これ鍛錬なのである。次の言葉を心の支えに、これからも精進するのみである。

「あなたが笑っていなければ、患者が笑うことはない」　パッチ・アダムス

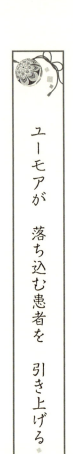

ユーモアが　落ち込む患者を　引き上げる

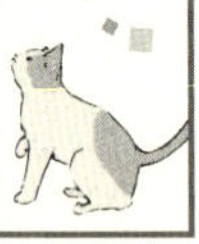

大病院受診の知恵

定年退官前の約十年間、僕は小さな診療所と小さな病院、そして大学病院の三カ所でそれぞれ週一回ずつ診療していた。初めて受診された患者さんの診療の最後に必ず言うと決めていたことがあった。「僕はここでは○曜日しか診療しないんです。もし僕を狙って受診するときには○曜日に来てくださいね」と言うのだ。

医師が一人の医院では、その医師が毎日診療するため、いつ行っても同じ医師に会うことができる。だから初診のとき何曜日に行こうかと考える必要はない。通院する際も同じ曜日を選ばなくてもいい。しかし複数の医師が働いている医療機関、特に大きな病院の場合には、その日に目指す医師が外来に出ているとは限らない。たいていは曜日ごとに担当医が異なっている。特定の医師は特定の曜日しか外来診療をしていない。それは、外来以外に手術や、病棟の入院患者の検査や、カンファランスと呼ばれる症例検討会に当てる時間が必要なので、どうしても外来はローテーション制で登板することになるからだ。また、待ち時間解消のため、初診患者さんだけ診る外来日と、再診患者さんだけ診る外来日を分けている場合もある。

そのことも含めて、僕が日ごろ、こうしたらよいのにと思っていることがいくつかあるので、大きな病院に受診する際に知っておいたほうがいいことを以下にまとめてみる。

まず、大きな病院にはかかりつけ医からの紹介状をもらっていくこと。なぜならかかりつけ医は、その患者さんの病状から、どんな分野の専門医に診てもらうのがよいのか、またそういう医師がどの病院にいて何曜日に外来診療するかを知っているからだ。自分の予定が空いているからという理由で受診日を決めると、その分野が不得意な医師に当たりかねない。いや、アタリではなく、ハズレの可能性が高くなる。

どうしても紹介状なしで直接受診するのなら、インターネットでその分野を専門とする医師の外来日を探していくこと。さもないと場合によっては出直すよう言われて、やっと作って出かけた時間が無駄になってしまう。

次に、その大きな病院で自分の担当が決まったら、その医師が何曜日に外来診療をするのかをメモして帰ること。特に病状に変化がなければ、約束した通り予約日に受診すればよいのだが、問題は症状が思わしくないときだ。

少し気になる症状が出てきて、急がなくてもいいが相談したい、しかし予約日までは遠すぎると思ったら、一番近い「担当医の曜日」に受診する。ここでさっきのメモが生きてくる。例えば、次の予約が来週の金曜日でも、担当医の外来日が火曜と金曜なら、今週二回チャンスがある。メモがないと、担当医がいない日に受診して、初めて会う医師に状況を一から説明するという楽しくない展開が待っている。また予約日以外は行ってはいけないと思い込んでいる人も少なくないが、担当曜日なら同じ医師がいるのだ。遠慮する必要はない。

もう少し急いで診てもらいたいが、担当医の曜日までは数日以上ある場合には、同じ診療科の外来に電話して相談するか、別の医師の診療を覚悟して同じ診療科に受診する。症状によっては担当医に連絡をとって対処を決めたり、ちょうど手が空いたタイミングなどに担当医が登場して診てもらえることがある。

もっと急ぎの症状だと思うときには、その病院の救急室に自家用車、タクシーなどで駆け込む。

さらに症状が命にかかわる深刻なものだと感じたら、救急車を呼ぶ。救急車は最寄りの救急対応病院に搬送するのが原則だが、通院中の病院名を伝えると通院中の病院に搬送される場合もある。

このように、大きな病院にうまくかかるためには工夫というか、コツがいる。それだから僕は、こと外来診療については小さな医院の、いつも同じドクターが診てくれる状態というのが、患者さんにとっては受診のタイミングや、医師の選択などをあれこれ意識しないで済むぶん、よいのかなと思う。そういったところにかかりつけ医のありがたさがあるのではないだろうか。

さっきの曜日の話に戻るが、複数医がいる医療機関では、医師が初めての患者さんを診療したら、最後に自分の外来診療が何曜日かを強く印象づけるように言うべきだと思う。看護師も最後に「今日診療された先生は○曜日だけなので、次にもう一度この先生に相談したいというときには○曜日に来ましょうね」と念を押すとなおよい。僕は高齢の患者さんには、自分の曜日をメモに書いて渡す。これをすると患者さんが幾分うれしそうに帰って行く。僕の気のせいではないと思っているのだが。

大病院　曜日チェックを　忘れずに

救急看護師

僕が新人だった頃、現場で遭遇するのは不思議なことばかりだった。

一つ。失敗は、なぜか、最も見つけてほしくない先輩が発見する。

二つ。自信満々で終えた処置は、必ずやり直しを命じられる。

三つ。確認が甘いときに限って、後で問題が発生する。

このように、狐狸妖怪の類のしわざとしか思えない、きわめて面妖な現象が次々と出来するのだった。なかでも不思議中の不思議だったのは、看護師たちの働きぶりだった。いや、看護師たちは妖怪変化ではないけれど、本当に不思議な存在だったのだ。例えばこんな具合だ。ある日のこと……。

「先生！　ＡＭＩ（急性心筋梗塞）です、循環器内科の先生をすぐ呼ばないといけません！」とベテランの看護師が言った。僕は「えっ⁉　どこが異常⁉」と訊き返すのが精一杯。胸痛で受診した患者さんの心電図は採り始めたばかりで、まだ全ての誘導の記録を採り終えてはいない。彼女は心電計を挟んで僕の正面にいる。つまり記録されていく心電図を反対側から見ていて、即座に心電図異常を見抜いたのだった。

看護師についての不思議は、主に二つ。なぜ全診療科の救急患者が入り乱れて受診する慌ただしい流れのなかで、あのようにテキパキと働けるのか。そしてなぜ優しい対応ができるのか、だ。

あるとき、蘇生に反応せず亡くなった患者さんの衣服を丁寧に畳んでいる看護師を見かけた。心肺停止で搬送された患者さんの衣服は、蘇生処置を急ぐために切り裂かれることが多い。切り裂かれていてもきちんと畳まれて渡されるのと、ボロ布のようにゴミ袋に入れて渡されるのとでは、遺族の心に違いが発生すると考えているのだ。

これはとても大切な視点で、僕はそれを医師の先輩からではなく彼女たちから教えられたのだった。

最初に働いた病院の、救急看護師控室の壁に〝適齢期、みんなで超えれば怖くない〟と書いた貼り紙があった。当時その病院では、救急専属看護師は独身を通す人が多かったのだった。「救急医療と結婚したのよ」と、笑いに紛らわす言葉を聞いたことがある。

確かに、救急室の三交代勤務が忙しすぎて伴侶を見つける機会が限られるという面もあったろう。だが、将来を考えるときに、仕事か、結婚か、二者択一にならざるを得ないほどに激務だったのも事実だ。男女共生やワークライフバランスという用語も概念もない頃で、社会的支援も乏しかった。

今では男性看護師も増えてまさに男女共生社会を感じるが、仕事と生活のバランスという点ではどうだろうか。かけ声に現実が追いつかないもどかしさがある。

これは職種を問わず性別を問わずいえることで、誰もが自分の人生を大切にすることを後回しにしないですむようにと、強く願う。

先に書いた貼り紙もそうだが、看護師は「みんな」という意識が強い。もとより医療の現場は個人プレイでは成り立たない。規模の大小こそあれチームプレイで成り立つ仕事だ。だから看護師との協力関係がうまくいっている現場は、強い。もし、この小文を読んでいるのが医師の諸君であれば、その協力体制をより強固にするための策を授けよう。

すなわち、学会でも私用でも遠出をしたらお土産を買うのだ。

なんだ、物で釣るのかと、侮どるなかれ。「土産で媚びるのか」と言う人が、日頃コミュニケーションをとっているか、感謝の気持ちをきちんと伝えているかどうかは大変疑わしい。それに土産一つ買うのも、ちゃんと気を付けていないといくつ買ったらよいのかもわからない。万が一少なかったら、部署のメンバーが何人いるのかさえ知らないと、かえってヒンシュクをかう。

看護師だった長女によると、控室に置かれるお土産の箱の蓋には提供者の名前が大きく書かれるそうだ。三交代勤務ゆえに一堂に会することのない、仲間たちに伝えるために。


おや、ちょうど僕のお土産が開けられたようだ。ナニナニ？

あら、T先生のお土産は、またお饅頭？　ホントにあの先生、あんこ好きよねー。

知ってる？　毎日必ずあんこのお菓子を食べるんですって。それも必ず粒あん！

うっそー、信じられない。

……好評なんだかどうだか、ビミョウな会話だぞ。

ま、いいか。緊張を強いられる勤務の合間に、他愛のない会話のできる、束の間のホッとする時間をあげられれば、それでいいよ。

看護師に　感謝を伝える　土産菓子

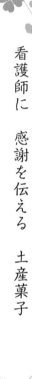

デワノカミ

あなたの職場に留学経験者はいるだろうか。いない？　帰国子女は？　同じくいない。では、海外視察に行って来た人は？　ああ、それはいらっしゃるんですね。ここだけの話、あれでしょう？　ちょっとあの、ほら、なんていうか、難しくないですか、いろいろと。そうでもない？　それならよいのですが。

僕は二十八歳で北米へ渡った。トロントを振り出しに、モントリオール、デトロイト、デンバーの順に四カ所で研修した。これらの都市をこの順番で回ることについては、実は我が恩師の深い思し召しがあってのことだったのだが、当時の僕は師の心弟子知らずで、その意図を図りきれぬまま時を過ごした。

北米は進んでいた。四カ所のうち最も後発といえるトロントでさえ、救急医の交代勤務の体制はできていた。次に行ったモントリオールは救急医を養成するカリキュラムが構築されていた。救急医の教育は、当然のように一般医とは異なるプログラムで行われ、体系化されていた。三カ所目のデトロイトはさらに進んでいて、臨床研究も実施されていた。最後に訪れたデンバーは医師については行くところまで行った感じで、医師以外の職種や一般住民への救急教育が行われていた。

すごいものを学ばせてもらった。これからの日本には必要なものばかりだ。使命感とやる気ではち切れんばかりになって、帰国した。そして故郷の公立病院に職を得るやいなや、意気揚々と救急救命室の立ち上げに着手した。

数カ月も経たないうちに、僕は業界でよくいう、「デワノカミ」になっていた。

日本史上の出羽守は国守だが、ここでいうデワノカミに家臣はなく、領地も持たない。呼称は、ことあるごとに「米国デハこうだった」、「あの病院デハこうである」と繰り返す言動に由来する。

しかしデワノカミが異国の見聞を披露すればするほど、人心は離れる。それはそうだろう。言われたほうは、こんなこともできないのかと非難されているように感じたり、馬鹿にされているように受け取るものだ。そんなレベルの高いことを求められても無理だよ、現実を見てよと内心つぶやいていたかもしれない。

だが、理想に燃えるデワノカミは気付かない。張り切って計画に着手した一年目、僕の言葉に耳を貸す人はいなかった。まだまだ元気な二年目、行動を起こすたびに誰かと衝突するようになった。こんなはずではなかったと思い始めて三年目が過ぎ、焦りが出る四年目を越え、五年目には失望が襲った。八方手詰まりになり、とうとうカナダの恩師に、苦しいと訴えると、彼は穏やかに微笑みながらこう答えた。「諦めないで行動を続けながら、ゆっくりと待ちなさい。変化は必要なところには必ず起こる。北米でもこうなるまでには三十年かかったのだから」

あの順番で四カ所の研修を組み込んだ彼の意図が、そこで初めてわかった。

彼は救急医療体制ができるまでの過程を、段階を追って僕に見せたかったのだ。

当時、一九八〇年代初頭は、進化の程度が異なる都市が、米国北部とカナダに併存していたため、僕はあたかも早回しの映画を見るように進化を見通すことができたのだが、実はそれぞれの場所では、ひと通りの完成を見るまでに長い時間を要していたというわけだ。

それにしても三十年とは。勤務医ならば定年までの時間のほとんどだ。気が遠くなるほどの時間じゃないか。だがほかに方法はない。急がば回れと腹をくくるしかない。

周りを変えるために、自分を変えることにした。

デワノカミを返上すると決めた。どんなに進んだ手法を知っていても、ひけらかさない。先輩方のこれまでの働きに敬意を示して、古いやり方だと思っても踏襲してみる。なぞってみる。そのうち仲間として受け入れてくれるようになった。その段階で、初めてほんの少し提案をしてみた。ほんの少しであれば、ほとんどの人が支持してくれた。ほんの少し、ほんの少しを繰り返す。わずかだが、確実な前進。

恩師は正しかった。やはり三十年かかった。

苦節何十年、を奨励するのがこの小文の本意ではない。我慢と辛抱を信条にするよう勧めるのでもない。

何かを持ち帰り根付かせようとする人は皆苦しむのだ。出向したサラリーマンしかり、先進自治体に派遣された行政マンしかり。何も医師に限ったことではない。職人ならば、自分一人が技術を身に付けて帰ればいいだろう。だが、体制やシステムを構築するのは、そういうわけにはいかない。合意を形成することや人を育てることには手間と時間がかかるのだ。

多くのデワノカミたちは改革を成し遂げられなかった。自分がこんなに頑張っているのに成果が上がらないのは周囲の理解と協力が足りないせいだと主張して敵を作り、現場を去って行った。今僕は、あの頃の自分と同じ悩みをもつ人たちに、次のように言うことにしている。

これは遠泳だと心得よ。急ぐべからず。そうすれば溺れない。うまくいかない理由を相手のせいにするべからず。そうすればつぶされない。無駄ないさかいや、感情に走って物事を壊すと消耗する。体力を保って泳ぎきるべし。

そして、恩師の真似をして穏やかに微笑みながらこう付け加える。「変化は必要なところには必ず起こる」と。

志あれば、道は必ず開ける。誰も皆、小さな変化を起こすことができる。何かを変えることができたという喜びはあなたを幸福にし、前に進む力を与えてくれるだろう。

先人の　進歩の速度も　学ぶべし

ケガの理由

男子高校生が海で溺れたと搬送された。心肺停止していたが、救急室スタッフが総力をあげて心肺蘇生を行い、心拍は再開し、ほどなく意識も回復した。父親が僕の手を両手で強く握り「息子の命の恩人だ！」と涙を浮かべて頭を下げた。僕は誇らしい気持ちで病院の廊下を歩いた。

ところが、三日後に突然、昏睡状態となった。脳血管の破裂がCTで確認された。血管破裂の原因は脳動静脈奇形によるものと診断されたが、もう手術で救命できる状態ではなく、数日で亡くなった。今度は「どうしてこんなことになったのか⁉」と責めを負うことになった。

どうしてこんなことになったのか。それは、僕たちが溺れた人を助ける医療に終始したからだ。確かにその高校生は海で溺れた。心肺停止していた。そのため心肺蘇生が行われた。だが、その陰で脳出血が起こっていた。

それはいつ起こったのか。出血によって昏睡となったのだから、昏睡の前。とすると、心肺停止から蘇生した後だ。

今回のことで初めてわかったのだが、彼には、生まれつきの脳動静脈奇形があった。おそらくそのために痙攣が起きたのだろう。あるいはその血管奇形から少量の出血が起きて痙攣したのかもしれない。いずれにしても痙攣して意識不明になったときに、海に倒れ込んで溺れたのだ。そして蘇生後に致命的な出血が起きたのだ。

目の前の危機を脱した僕たちは、これでひと安心と思った。けれど落ち着いて考えてみよう。穏やかな晴れた日に、浅い海で、泳ぎができるはずの高校生が、魚釣りの最中に溺れたのはなぜだろう？　何かおかしいのではないかと考えるべきだった。

遺体とともに退院していった御両親の背中は、一生忘れられない。

ひどい熱傷の患者さんを転院搬送したいと連絡があった。

最初に救急車で運ばれた病院には熱傷治療室がなく、形成外科医もいないため、転院をお願いしたい、という。熱傷は体表の二分の一を超え、しかも真皮に達しているらしい。植皮（皮膚移植）が必要だろう。救急室はにわかに臨戦態勢に入った。

救急車到着。すぐに補液を行う。

広範囲熱傷の身体からは、水分が恐ろしい速さで失われる。腎臓に水分が回らなくなると、尿が止まり、排出されなくなった老廃物で患者さんは死に至る。腎不全をなんとか食い止めて、手術に耐えうる全身状態にするのに二日を要した。

一方、植皮は出来るだけ早いほうがいい。感染が起こると、皮膚は移植してもうまく定着しない。創傷面を清潔に保つよう細心の注意を払いながら、二日間を乗り切った。ようやく手術だ。皮膚が定着するかどうかは、通常術後数日ではっきりするのだが、このとき担当した形成外科医は、術後すぐ、この植皮はうまくいくと確信したそうだ。皮膚に感染は全くなく、患者さんは若かった。いい条件だった。

しかし、これで助かると皆が喜んだ翌日に、彼女は激しい頭痛を訴えて昏睡となった。重篤なクモ膜下出血が起きていた。脳外科医師たちが手を尽くしたが、彼女は帰らぬ人となった。

なぜ自宅の浴室でひどいやけどを負ったのか？　その原因を考えるべきだった。若い女性によくある脳貧血か、すべって転んで脳震盪を起こしているうちに熱傷になったのだろうと推測していたのだが、よく考えるとそれでは事故の状況に説明できない点がある。

あれだけの深い熱傷に至ったのは、高温の湯にかなりの時間さらされていたということだ。浴室の床に倒れていたのだから、浴槽ではなくシャワーの湯による熱傷だ。熱湯をシャワーから出すことは通常は考えにくいが、おそらくはこんなことだったのではないか。

シャワーの出始めはなかなか暖かい湯が出ないから、彼女はまずシャワーのメモリを最大に合わせ、早く湯が出るようにした。途中で適温にすればいいと思ったのだろう。給湯器は最大の出力で湯を供給し始めた。だが、適温に調節する前に彼女は意識を失って倒れた。そのため高温の湯を浴びてしまった。

ここまでの想像は間違っていないだろう。しかし脳貧血や脳震盪なら、意識障害になっても、そう長くは続かない。こんなに深い熱傷になる前に意識を取り戻す可能性が高い。意識障害の原因がクモ膜下出血だったから、なかなか意識が戻らず、熱湯を浴び続けてひどい熱傷になったと思われる。

実は搬送後のバイタルチェックで、血圧に高い値があった。熱傷なら、むしろ血圧は下がるはずだ。なぜ血圧が上昇するのかと疑問をもって追求していけば、クモ膜下出血を突き止められたかもしれない。

意識が戻ったときに、頭が痛いと言っていたと知ったのは、後になってからだった。

もし熱傷がなく、意識消失と頭痛と高血圧という条件だけだったらクモ膜下出血を疑っただろう。熱傷はあまりに広く深かったから、その対応に皆が集中した。

彼女は最初のお子さんを出産して自宅に戻ったばかりだった。子どもは母親の顔を知らない人生を送ることになってしまったのだった。

二件の症例は、ケガのかげに頭蓋内異常が起きていたというものである。

だが、とりあえずCTをせよという話ではない。ことはそう簡単ではない。

転倒、転落、交通事故、溺水、熱傷……救急室にはたくさんのケガ人が受診する。病気に理由があるように、ケガにも必ず原因がある。

問診で僕は「どうしてケガをしたのですか?」と尋ねるようになった。つい「どこが痛いですか?」と訊いてしまいがちだが、それでは潜んでいる危険に気付くチャンスを逃してしまう。再びこのようなことが起こらないために自分ができることは、僕なりの病歴聴取の手順を作っていくこと、それを現場で皆に伝えること、そして本書に書くことだった。

ケガをした　理由に怖い　病気あり

細菌室の検査技師さん

グラム染色に明け暮れたのは、研修一年目だった。米国帰りの感染症内科の指導医はとても厳しく、特に菌がいるかいないか、いたとしたらそれはなんの菌かを突き止めることは、至上命令だったのだ。

朝の回診で彼は高熱患者の前でピタリと立ち止まり、僕に血液培養検査の経過を尋ねる。昨日検査に出したばかりです、という回答はセーフ。何日か前に出したんですけど、まだ結果が来ていませんと答えようものなら、彼の眉は三センチぐらい（と僕には見えた）きりきりと上がる。僕は慌てて「ですので、回診後すぐ確認に行くところです」と付け加える。そうすると眉はようやく元の位置に戻る。彼の問いには、間違っても「まだ検査に出していません」などと答えてはいけない。嵐のような叱責を浴びることになる。

何度かの嵐の後、僕は、早起きして朝一番に細菌室に行くことにした。技師さんは出勤前なので、警備室でカギを受け取り、部屋を開ける。

細菌室担当は無口な人だった。おはようございます、と挨拶はするが、「血液培養、確認に来ました」と声をかけても、うなずくだけ。それでも毎日通ううちに、はじめは挨拶だけだったのが、ぽつりぽつりと言葉を交わすようになった。


　ある朝、僕は寝坊した。細菌室に寄る時間はない。回診に直行しようと思っていると、内線が鳴った。「細菌室のＦです。昨日出された培養に、菌、生えています」、いつも顔を見せる僕が来ないからと、知らせてくれたのだ。「それなら回診後、染色に行きます」

　彼はその瓶を前に出して待っていた。特別な温度管理のなかに置かれた細菌培養用の瓶を二人でじっと凝視する。「生えてますね」「はい、生えてます」僕はいそいそとグラム染色をした。

「ところで先生は毎日早く来るけど、熱心ですね」

「実は、Ｋ先生に叱られるのが怖くて、訊かれたら答えられるようにしておきたかったんですよ」正直に言った。

「ああ、Ｋ先生ね、あの方も若い頃、よく来ました」

「最初は叱られ予防策だったんだけど、気付いたことがあって、やめられなくなって」

「何です」

「生えたら、グラム染色をして菌の候補を絞るでしょう？　そしたら抗生剤の方向性が決まる。これでどうだ、と使った薬が効いて、患者さんがどんどん良くなるのがわかると、少しでも早くって思うようになったんですよ。だから今日は助かりました。ありがとうございます」

「そうですか」

相変わらず、言葉は少なかったが、うれしそうだった。

生えていますコールは、そのうち恒例になった。僕はまたせっせと染色に行き、なるべくその後の経過を彼に伝えるようにした。

「おとといのインフルエンザ桿菌、アンピシリンでバッチリだったです。患者さん、もうずいぶん食事が食べられるようになってきました」

「そうですか」

返事は相変わらずだったが、僕には「そうですか」の微妙な違いがわかるようになっていた。

ある日の生えていますコールは、いつもと違った。

「生えています。グラム陰性桿菌です」なんと、彼はグラム染色まで進めてくれていた。

そこまでわかれば、すぐ薬を変えられる。

「すごい、もうそこまでできたんですか。ありがとうございます、すぐ対応します」

「そうですか」
今日の「そうですか」には、はっきりと得意そうな響きがあった。
人は実感の生き物だ、とつくづく思う。検査技師もプロだから、検査の目的や結果がどう使われていくのか十分わかってはいる。けれど実際の患者さんに接していないぶん、手応えにつながりにくいのだ。僕がしたことは連携なんてもんじゃない。実感のお裾分けにすぎなかったが、彼には新鮮な情報だったのだろう。

感染症の治療は、内科領域ではリターンが大きい部類に入る。該当の菌を狙い撃ちにできれば劇的な効果が得られる。僕は感染症治療が好きになり、得意分野にもなった。あの、眉を三センチ上げる特技のある指導医は、その特技を披露する機会がめっきり減り、ついには感染症専門医にならないかと僕に勧めるに至った。ひょんなことから救急の道に進むことにならなければ、僕も血液培養で研修医を叱る指導医になっていたかもしれない。

検査技師学会から講演依頼があったとき、僕の記憶に鮮やかによみがえったのは染色液でピンクやブルーに染まった白衣の袖だ。何十年も前のことなのに。

講演、何を話そうか。

容体が良くなってきた患者さんの経過を伝えたときの、Ｆさんのうれしそうな「そうですか」を思い出し、そのことを話そうと決めた。

普段、直接患者さんに接していないし、その後どうなったか知る機会がなかなかないから実感しにくいかもしれませんが、皆さんの仕事はこんなふうに効果を上げていますよと始めた。僕たち医師側が経過を伝える努力をしなければとも話した。気付かせてくれたＦさんに感謝を込めて話した。

今日の医療は、彼らの仕事なしには成り立たないのだから。

医師力を　陰で支える　コメディカル

一番手

僕の最初の記憶は、父に褒められた思い出だ。こう書くと、その後もさぞかしと思われるだろうが、褒められたのはそれが最初で最後だった。学校でも家庭でも今のように褒めて伸ばすのが常識という時代ではなかったのだ。

その貴重な一回は、こんなことだった。まだ学校にあがる前だったが「マッチ棒を二、三本持って来い」と命じられて「二本と三本で五本」と手渡した。「おお、この子は賢うなるな」と頭をなでられた。

ところが、褒められたのはそれっきり。大きくなるにつれ、男は強くあれと願う父の希望とは裏腹に、僕は気弱な子どもに育っていったからだ。いじめっ子に詰め寄られると、立ち向かうことができないばかりか下を向いてしまうし、先生に叱られると、すぐべそをかく。父の落胆はひと通りではなく、度胸なしやな、と嘆かれた。

父の最終学歴は尋常小学校だ。祖父の放蕩《ほうとう》で苦労しただけに、まっとうな人間は額に汗して働くものだ、という固い信念をもっていた。しかしまたしても僕は父の期待を裏切る。体が弱かったので、野良仕事でも、山仕事でも、到底父を満足させることはできな

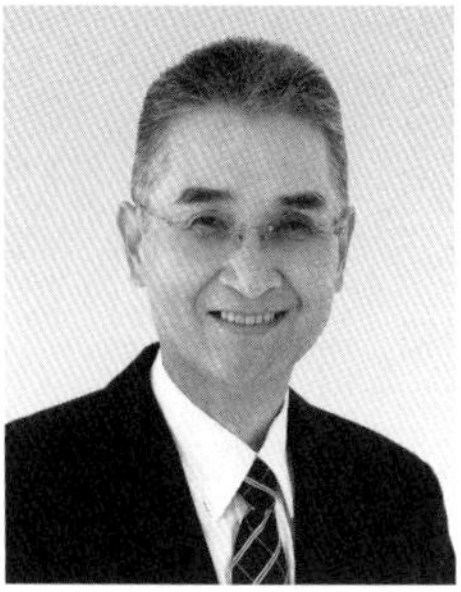

寺澤 秀一 *Terasawa Hidekazu*

略歴

1952年　福井県生まれ
1976年　金沢大学医学部 卒業
　同年、沖縄県立中部病院 研修医
1980年　同病院 救命救急センター
　同年、トロント大学 救急医学科
1982年　福井県立病院 救命救急センター
2000年　福井医科大学 救急医学 教授
2002年　福井大学 医学部附属病院 総合診療部 教授
2003年　同大学 医学部附属病院 副病院長
2010年　同大学 医学部 地域医療推進講座 教授
2017年　同大学 医学部 地域医療推進講座 特命教授
　同大学 名誉教授

主な著書

『研修医当直御法度』第6版（三輪書店、2016）
―通称「赤本」

『研修医当直御法度 百例帖』第2版（三輪書店、2013）
―通称「青本」

『Dr. 寺沢流 救急診療の極意』（羊土社、2008）

話すことあり、聞くことあり—研修医当直御法度外伝

2018 年 6 月 15 日　第 1 版第 1 刷
2018 年 10 月 5 日　第 1 版第 2 刷©

著　　者　寺澤秀一
発 行 人　三輪　敏
発 行 所　株式会社シービーアール
東京都文京区本郷 3-32-6　〒 113-0033
☎(03)5840-7561（代）Fax(03)3816-5630
E-mail/sales-info@cbr_pub.com
ISBN 978-4-908083-30-3　C3047
定価は裏表紙に表示
装　　幀　三報社印刷株式会社
印刷製本　三報社印刷株式会社

い。もちろん褒められるどころではない。こちらも叱られるのに慣れっこになっていった。

父は酒を飲むと戦争の話をした。戦場では常に先頭を走ったという一つ話は、自慢のように聞こえたし、とかく自慢ばなしは大きくなるものだ。口を挟むと話の腰を折ったと不機嫌になるから、うん、うんと聞いていた。

息子をもった父親の多くは二人で酒を酌み交わす日を心待ちにするらしいが、こちらはアルコールを受け付けない体質で、そんな機会もない。ますます話は弾まないのだった。

僕は救急医になった。故郷に戻ると、久しぶりに一緒に暮らすようになった両親とはゆっくり過ごすことができない生活が待っていた。父の死に目には、会えなかった。

葬式で弔辞を読んだのは、父の戦友だった。「敵弾の雨の中、常に先頭を走り」という一節に僕は驚いた。酔った勢いの誇張ではなかったのだ。父は本当に戦場で先陣を切って行動していたのだ。わずかでも疑って申し訳なかった。

あれは何回忌だったか、「お父さんによう似てきたのぅ」と叔母に声をかけられた。「見た目だけや、中身は全然似ていない」と首を振ると、「ほんなことない。あいつは俺に似ているって言っていたんやざ。県立病院で初めて救急の医者になり、大学病院でも一からの仕事。いつも一番手を引き受けるのは俺と一緒や、って」

そうか。似ているって言っていたのか。

父には近付こうとして近付けない距離があるような気がしていた。どこかしら期待に応えきれていないと思っていた。共通点があまりないと思っていた。全部僕の思い込みだったということか。

仏間の、鴨居にかけられた写真を見上げると「なんや、そんなこともわからんかったんか」と、見返してきた。

父は医学に縁のある人ではなかったが、今の僕を形づくる、骨組みのようなものの多くは父が授けてくれた。生きざまとでもいおうか。投げ出さないこと、逃げないこと、芯の強さ。苦しいときにも続けてこられたのは、あの父に仕込まれたおかげだろう。

「俺と一緒や」か。父に褒められたのは生涯に一回、と数えることにしようと思う。

父の背に　学んで走った　一番手

あとがき

読み手という立場しか持たなかった頃、本のまえがきやあとがきにある、「○○さんに感謝を」という表現がやや苦手だった。

勝手な思い込みなのだが、気取っているような、あるいは恰好をつけているような印象があってどこか気恥ずかしく、自分だったら違うことを書くのにと思っていた。

月日は流れ、自分が書き手の側に回ることが増え、それがいよいよ本になるという段になって（『研修医当直御法度』（三輪書店 刊））まえがきを書いてみると、驚いたことにあの「○○さんに感謝を」を書いていた。気取るつもりも恰好をつける気もなく、本当にそう思って書いているのだった。

山は登って初めて見える景色があるのだな、と思った。

爾来、長い付き合いになる三輪敏氏には、この本を書く機会をいただいた。

長沢慎吾氏からは、構想段階で多くの示唆が得られた。

鈴木春香氏は、校正や装丁など細部にわたり心を砕いていただいた。

心から感謝の意を表したい。

そして最後に、この本のエピソードの登場人物のモデルになってくださった皆さんと、たくさんの愛おしき登場人物にお付き合いくださった読者の皆さんにも心から感謝したい。

寺澤　秀一